12 分鐘速效
訓練指南

THE 12-MINUTE ATHLETE

12分鐘速效訓練指南

讓你更精瘦、更敏捷、更強壯的徒手高強度間歇訓練

克莉斯塔 史崔可 著
KRISTA STRYKER

國家圖書館出版品預行編目（CIP）資料

十二分鐘徒手高效健身訓練 / 克莉斯塔‧史崔可（KRISTA STRYKER）作 . -- 初版 . -- 臺北市
：墨刻出版：家庭傳媒城邦分公司發行 , 2020.11
面；　公分
譯自：THE 12-MINUTE ATHLETE: GET FITTER, FASTER, AND STRONGER USING HIIT
AND YOUR BODYWEIGHT
ISBN 978-986-289-537-5（平裝）

1. 健身運動 2. 運動訓練 3. 健康飲食

411.711　　　　　　　　　　　　　　　　　　　　　　　　　　109016395

墨刻出版 運動星球　叢書

十二分鐘徒手高效健身訓練

作　　　者	克莉斯塔‧史崔可 KRISTA STRYKER
譯　　　者	饒夙慧
企 畫 選 書	饒素芬
責 任 編 輯	周詩嫻
圖 書 設 計	袁宜如

社　　　長	饒素芬
事業群總經理	李淑霞
發 行 人	何飛鵬
出 版 公 司	墨刻出版股份有限公司
地　　　址	台北市民生東路 2 段 141 號 9 樓
電　　　話	886-2-25007008
傳　　　真	886-2-25007796
E M A I L	service@sportsplanetmag.com
網　　　址	www.sportsplanetmag.com

發　　　行	英屬蓋曼群島商家庭傳媒股份有限公司城邦分公司
	地址：104 台北市民生東路 2 段 141 號 2 樓
	讀者服務電話：0800-020-299
	讀者服務傳真：02-2517-0999
	讀者服務信箱：csc@cite.com.tw
	劃撥帳號：19833516
	戶名：英屬蓋曼群島商家庭傳媒股份有限公司城邦分公司

香 港 發 行	城邦（香港）出版集團有限公司
	地址：香港灣仔駱克道 193 號東超商業中心 1 樓
	電話：852-2508-6231
	傳真：852-2578-9337
馬 新 發 行	城邦（馬新）出版集團有限公司
	地址：41, Jalan Radin Anum, Bandar Baru Sri Petaling, 57000 Kuala Lumpur, Malaysia
	電話：603-90578822
	傳真：603-90576622

經 銷 商	聯合發行股份有限公司（電話：886-2-29178022）、金世盟實業股份有限公司
製　　　版	漾格科技股份有限公司
印　　　刷	漾格科技股份有限公司
城 邦 書 號	LSP006

ISBN　978-986-289-537-5（平裝）
定價 560 元
2020 年 11 月初版

To my parents, for showing me the joy of an active lifestyle

目錄

這是你該掩埋藉口的時候—現在到永遠

我說，你可以放棄健身房會員資格，並放棄那些重訓或有氧運動的器械，還能保持你這輩子體態的最佳狀態，你覺得如何？如果我還告訴你，按照我的方式訓練不但不超過20分鐘，訓練完你會變得比之前更健康、速度更快、肌力更強壯，你覺得可能嗎？

對於大多數人來說，這些話聽起來很瘋狂，或者應該說是不可能，他們認為健身房就是要一週去五天，每次都要練上夠長的時間，至少也要超過一小時才能達到健身目標。但是，大部分的人都想錯了。

健康意識較強的大多數人已經習慣讓運動與長時間的、重覆機械式的、 至少持續一個小時的健身課劃上等號。我個人對這種思維其實毫不陌生，以前的我就曾經耗在「長時間健身會更好」的訓練營，當時的我強迫自己每天至少兩個小時，專注用心的做好做滿課表上的有氧運動和重量訓練，而且我覺得自己投入的時間仍遠遠不夠。直到那一天開始感到厭倦了，我依然日復一日把很多時間投入在訓練上，我以為只要花更多的時間運動，就是達到完美身形的唯一方法。

然而，那只是因為你習慣了某件事，而不代表你應該接受這件事就只能這麼做。

事實是：長時間的訓練不等同於更好。在真實的世界，許多因素導致長時間的訓練達到的效果反而不如短時間訓練。審視一下你的運動時間太長是否是你一直未達到最佳目標狀態的真實原因，又或者，太花時間運動反而變成你運動不能持之以恆的原因。

於是乎，健身界出現了高強度間歇訓練（HIIT）。

讓我為各位澄清一件事：高強度間歇訓練 HIIT 不是靈藥，這種訓練法也並不容易，而且 HIIT 訓練是非常辛苦的。進行高強度間歇式的訓練，你所投入的努力要比想像的更多，為了實現你的目標，必須不斷地超越自己的舒適圈。這種訓練方式不合適決心不夠的人，但如果你可以克服心理障礙，要求自己完成一次次的目標，HIIT 的確可以讓你的狀態比起以往任何時候更好，這種訓練方法所用的時間大約在 15 分鐘左右，也沒有一定要去健身房。

傳統健身法

讓自己更強壯和更健美是不一定需要設備的，但是若你想添加一些器材來訓練，不妨利用基本的拉桿，一組雙槓，一個功能性訓練用的跳箱，或堅固的高檯（如長凳或樓梯）以及跳繩等。儘管這些器材是健身房裡最少用到的，甚至很多典型的健身房裡根本沒有跳繩；不管如何，上述的器材將會成為你使用率最高，最有變化，而且是最有效的健身器材。

簡單的一組單槓可以帶來一生的挑戰，從拉舉、三頭肌撐體、懸吊提腿、到更進階訓練，例如爆力上槓或單臂引體向上。這些類型的動作是一般人熟知的極限健身或自體重量訓練。當你做這些動作時，利用的是自己的體重以及地心引力來不斷挑戰你的體能水平。極限健身與體操式的運動有許多共同的訓練要素（不過這裡不是傳統競賽中的體操），這種同時具備街頭極限健身與體操的自體重量訓練合適任何年齡、各種體能水平或能力的人，因此，只要將自體重量訓練納入其常規課表中，將從此受益匪淺。

提高心律的運動方式，只需要毫不起眼的跳繩就能滿足你的目標，它可以訓練出你的協調性，提昇你的運動體能，這是健身房中任何機器所無法比擬的，它也是可一種可攜式的有氧運動器材，輕便又易於攜帶，比起健身房裡的跑步機或划步機還不限場合都能使用。

除了利用這些簡單器材，許多極限健身的大師都在做自重訓練，這代表當你加入自重訓練的行列後，還有很大的空間等待你突破自己的極限。

別再找藉口

我將要告訴你的，是如何憑藉一己之力：自己的體重，幾根鐵槓和一條便宜的跳繩就能使自己的生活達到最佳狀態。不管你個人健身的目標是變得更強壯，更瘦，完成人生的第一次引體向上，裸體時看來體態很美，或者更長壽、更健康、更快樂的生活，並且還能夠跟上你的兒孫們，現在你就有工具來實現自己曾經夢想的目標。

如果你遵循我的計劃，你將一一的實現那些不可能，成為你心中的那一位運動健將。但是我沒有辦法強迫你運動，最終你才是決定者。

所以我給你的問題是，你準備掩埋自己的藉口，打造你人生最好的狀態嗎？

但願如此。

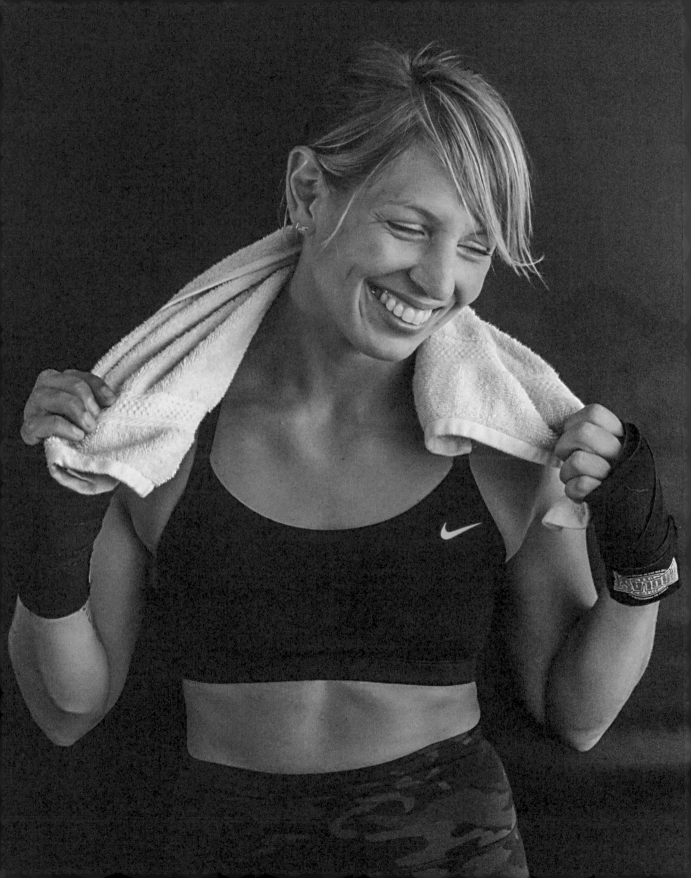

1 打造你的最佳身型

只要運動你的身體,你就是運動員。
—BILL BOWERMAN

我的故事:我如何走到今天這一步,為什麼幾乎每個人都能像我一樣完成這些訓練?

長大的過程,我曾經認為我沒有「運動細胞」。

我在一個相當好動的家庭中成長 - 我的父親,一直是我所認識的人中最活躍的。我撰寫這本書時,也是為了慶祝他的七十歲生日。我的父親從滑雪,滑雪板,打籃球,風箏衝浪,立槳衝浪板,登山越野自行車,爬上需要冰斧的山峰,玩起混合網球、羽毛球和桌球的運動匹克球(pickleball),反正隨便你怎麼取名,他都玩到了。

另一方面來看,我雖然在國中和高中時打籃球和踢足球。但是 99％的時間,我寧願坐下來看一本好書,而不是做一些與運動有關的事情。最重要的是,我的肢體很笨拙,協調很差,也不強壯。對於從事的運動是展現了一些潛力,但從不曾發揮過什麼好成績。歸咎原因,我認為我缺乏自信,我害羞,又有點自我意識過剩,並且在我的知識領域中,至少有很大的一部分是因為我缺乏關於如何變得強壯和健康的知識。在我的青少年及 20 歲出頭時,我的哥哥稱呼我 "Spaghetti Arms"(義大利麵手)。

1

當時，我的手臂非常無力，用雙手拉著鐵桿把自己吊掛起來都做不到，更別說要真的把自己向上拉。在那些日子裡，如果你要我做引體向上，我只會看著你，說你瘋了；對我來說這件事永遠不會發生。

所以，當我決定要取得健身培訓證書的那一刻，是我生命中一個非常意外的大轉變。當時，我和丈夫布萊恩（Brian）住在阿姆斯特丹，還是個肉雞的我已經開始為了減去在大學時期增加的少年肥而開始運動，引體向上、直膝舉腿支撐 L-sit、甚至做幾個道地的伏地挺身，對我來說仍然是不可能的。我做的運動是勤奮地跑三哩路，一周三回（現在看來卻是我永遠不想做的事，因為慢跑對我來說等同於酷刑），以及嘗試了一些舉重。但是當時如果你要我做一個完整的伏地挺身，一次單腳深蹲，或者是橋式？我當時以為我永遠沒有辦法做到。我覺得，只有自然界的怪胎才能做到那些事，像那些真正的運動員，或者那些有遺傳天賦又不至於長手長腳顯得先天肢體笨拙的人。

那段期間，儘管我知道運動的效果不盡理想，但是我仍然喜歡看到自己經過堅持不懈地訓練後自己產生的變化。我覺得自己更強壯，我的衣服看起來更合身，自信心也隨之提升。我開始去認識運動以及運動如何改善人們的生活。因為我沒有荷蘭的工作簽證，不能在荷蘭找工作，但信心躍升的我決定去完成私人教練培訓證照。

很快的幾年後，我在熱鬧的紐約東村從事私人教練的工作，東村 East Village 是整個城市中我最喜歡的景點之一。當教練工作時間算是頂瘋狂的：早上 5:00 起床開始為學員做訓練，然後到健身房為下班後的團班上課，一直工作到晚上 8 點或 9 點。重要的是，我自己保持每天至少兩個小時的訓練，我會跳上跑步機跑上一段，然後開始加些槓片做一些單關節動作，例如腿部彎舉，三頭肌伸展和訓練小腿肌的舉踵，然後再進行一輪有氧運動，再繼續舉重直到我的下一個學員到，或者就一直練到累垮了快崩潰為止。

在那一段時間裡，我經常抱怨自己總常有些怪異的運動傷害，如肋骨突出、腳骨骨折、脖子不能動…等等。我不但疲憊而且過度訓練，幾乎沒有任何多餘的精力去做些我很想做的事情，例如遛著我的小狗 Rocket 去探索這個城市，和我的先生 Brian 週末一起騎騎單車到處晃晃，嘗試些新的活動或者和朋友一起去爬山遠足。

做完必要的訓練後，我每天的時間所剩無幾。最重要的是，我太餓了，就算一天已經吃到四千多卡路里的熱量。請記住，我當時的體重約為 63.5 公斤，我一點也不胖，但也難保持苗條。說來說去就是我的運動量很大，所以我不能停止吃東西，然而又總是很餓。這是一個惡性循環。

經歷一連串的受傷之後，我開始嘗試 HIIT 及自體重量訓練。那個已經厭煩了長時間待在健身房的我，必須知道一種更可持續的訓練方式來獲得和保持健康。

我的訓練便從每天兩小時以上，變成大多數日子少於十五分鐘。鑑於培訓類型的自然結果，我的訓練設備從健身房裡大型而複雜的機器，漫長的等待著空出來的槓鈴架，變成一條跳繩和我自己的身體。

結果簡直令我震驚。

我的一天不僅精力充沛，受傷更少，時間更多，而且我也變得比以往任何時候都更加苗條，強壯和健美，是的，甚至比青少年時更瘦，而且是在極短的時間就看到的。不久之後，我就開始引體向上，三頭肌伸展等小腿肌舉腫和其他我以前認為不可能的練習。我的訓練改變了我需要的空間，我只需要很小的空間、簡單的器材，甚至不需要任何設備。或者，我也會到戶外健身公園使用單槓或跳繩，呼吸的都是新鮮空氣。最棒的是，我生出了好多時間，是時候做我真正想做的事情，包括讀一本好書。

不久之後，我創建了 12-MINUTE ATHLETE 網站和手機應用軟體與世界各地分享結合了 HIIT 和自重訓練的驚人好處。現在，在改變了無數人的生活之後，我很高興在此處與你分享這本書。

擁抱這本書中的訓練法並去練習，你會變得更健康，更快，更強大。但是再講一次，我不能強迫你鍛鍊身體，一切都由你來決定。你是否想拋棄藉口，讓你的身型達到最好的狀態？

由你決定。

為什麼要進行徒手訓練？

大多數人認為要練成精實又要雕塑出強壯的身材，唯一的方法是利用健身設備及那些沈重的器材。但是，那些大多數的人是錯的。

無論我們願不願意承認，這些健身培訓設備的普及很大的程度是經過市場行銷的包裝。健身業相關的器材公司得要有一些東西可以賣給你，所以他們銷售一台台的機器，精美的配件和複雜的系統。然而，有一些公司推出的許多新產品實在荒謬，從會震動的搖擺鈴（Shake Weight）、啞鈴、健身搖搖板到運動騎馬機（是的，電視購物常常見到），健身器材變得越來越怪異，而且越來越沒有必要了。但無奈的是，當苗條、長相又有吸引力的模特兒在電視上示範這些器材設備時，總有不少人會購買。

其實，你可以利用自己的體重和少數精選的運動器材，例如公園裡的單雙槓和跳繩進行訓練，這不僅僅是更經濟，更簡單的運動方式，而且一樣能讓你達到不可置信的體態，根本不需要購買那些不見得必要的設備。當然，槓鈴和一些簡單的設備：如啞鈴、壺鈴和藥球等器材，對於你提升健身水平是一定有幫助的。但我要提醒，你並非一定需要這配備就能夠變得很健美。想要提昇肌力，增加耐力和減少脂肪的人需要的東西最簡單、最有效的方法就是利用自己的體重進行徒手訓練。

還沒說服你？以下說明為什麼徒手訓練應該是你健身課表的關鍵：

100%機動

徒手訓練最棒的是什麼？ 就是你可以在任何地方就地操練。

不管你住的是小小的單間公寓、在公園、在父母家的地下室還是酒店房間都沒關係，在這些空間你都可以鍛鍊身體。不會有任何藉口。

進行徒手訓練，你也不需要昂貴的健身房或高檔設備，對你來說，最需要的就是你自己的身體、一些動力和一點點空間，然後就可以進行超猛的訓練，每一次都足以操爆你的體能。

徒手訓練會運用到全身

當你進行徒手訓練時，大多數的時候你會使用身體各部位或幾乎所有的肌肉，而不是一次只有單關節及少數肌肉在運動。徒手訓練為什麼能這麼好？原因在於：

● 你的身體平時是整體運作的，因此，當你訓練時也利用全身，那麼就確保自己在現實生活中和日常活動時也能正常運作。
● 相較於一次只運動一或兩個關節及肌肉，當你一起鍛鍊全身肌肉時，能夠消耗更多的卡路里。
● 這種運動方法促使你的新陳代謝率更快，就像個燃燒脂肪的機器。
● 徒手訓練讓你感受到更快、更明顯的運動成效。

你也覺得很棒，對嗎？

打造超級核心力量

健身器械在 1990 年代開始流行，人們卻從那時起不可避免地失去了核心力量。為什麼？因為當你坐下來進行二頭彎舉（biceps curl）、肩推（shoulder press）或滑輪下拉（lat pulldown）時，根本不會運用到太多的核心，甚至完全不會。

另一方面，當你用勁地的伏地挺身（push up）、引體向上（pull up）和深蹲（squats）等徒手運動時，你被迫使用核心來保持良好的身體姿態，於是你最終將擁有堅強的核心肌群，無需刻意的做一組仰臥起坐。

較少的運動傷害

當我經常使用重物和器械訓練時，受傷變成反覆而規律的。無論是肩部承受重量過大的器械，扭傷以致無法轉向的脖子，還是凸出的肋骨（請相信我，這種感覺非常不好），愈是沈重的重量愈容易讓我們遭受更大的受傷風險。

相反的，徒手訓練對你的關節會輕鬆許多，所以能避免過度訓練時可能的風險。當然更能避免因操作機械造成的意外，如不小心讓槓鈴掉在腳趾上，或將手指夾在兩個槓鈴片之間。

使你成為更好的運動員

　　為了在各自的運動領域獲得成功，大多數的運動員需要有跑步，跳躍和反應環境的優越速度。他們的上身及下身都需要強大的肌力，同時擁有最好的平衡感和柔軟度。他們需要利用全身體能，而不僅僅是單一的部位。

　　運動員需要不斷提高自己的健身水平，使其在他們的專項運動中達到最佳狀態。由於徒手訓練可帶來更大的肌力、爆發力、肌耐力、速度、平衡感、協調性和柔軟度，因而成為運動員們非常理想的訓練方法。所以，如果你能以自己的身體作為健身房，那麼你也將成為更棒的運動員。

少即是多

　　在健身房待上數小時的習慣就免了吧。我要告訴你，為什麼健身訓練短時間比長時間更好的原因：

讓訓練時間變短成為你的理由
「我沒有時間」的辯論

　　當你知道要用上一兩個小時去運動，那你要完全跳過運動的念頭是講得通的。你的一個小時是很重要的時間，你手邊可能還有一百件事在做，但是，時間短短的，專注認真的，而且是最少的設備，你的藉口就消失了。每個人每天都能多出來這 12 或 15 分鐘。

　　不同意嗎？想想目前你正浪費的時間：你在看的真人秀節目，長時間的淋浴，早上多睡的 15 或 30 分鐘。無論你的工作有多麼忙碌，都可以在這裡和那裡輕鬆的擠出幾分鐘。你絕對可以擁有足夠的時間完成十二分鐘的訓練。簡短而紮實的高強度間歇訓練更可能是你會堅持的訓練計劃。

使你正常飲食的訓練

當你連續鍛鍊了數個小時，你的食慾不僅旺盛的想彌補訓練過程中所有損失的精力，此外，你還處於危險的「我應得」這種風險之中，這種生理反應與情緒會使你的減重目標直線下降。

在我擔任私人健身教練的日子裡，我無法告訴你到底見過多少次，在健身房上了一個小時有氧課程加上 / 或單純練舉重一個小時，有的還待了更長時間的人，訓練後立即穿過馬路去星巴克或甜甜圈店來上一大杯含糖飲料和一兩個糕點！在努力操練後伴隨著的饑餓，合理告訴自己補充食物甚至可以來上一頓大餐，可惜的是這種「獎勵」幾乎都是導致減重停滯，或更糟的成為體重增加的原因。

然而，高強度間歇訓練（High Intensity Interval Training 簡稱 HIIT）給你生理上不同的反應。當你在強度較高的間歇訓練中會全力以赴的運動，但是你沒有投入大量的時間，因此便不會感覺到那種在長時間有氧或重量訓練後會有的：「立即餵飽我的糾纏心理」。

科學也證實了這一點：最近有不少研究證明，高強度間歇訓練實際上有抑制食慾的可能，而長時間穩定而慣性的有氧運動會增加食慾。因此將訓練時間縮短，整體上你的飢餓感就會下降。

更快顯現訓練的效果

是否想要在即將到來的海灘季，高中同學聚會來臨前快速變身？或者只是要讓自己感覺更好及更有信心？如果你想以最快的時間達成最好的結果，不要選擇每週慢跑幾回，你要改做間歇訓練。

為什麼在最近幾年有很多關於高強度間歇訓練的報導？這是有充分理由的。

近來還有一些研究，說明採取高強度間歇訓練的人，可以在短短的

兩周內提高體適能水平;並且與有氧運動相比,更只需持續三分之一或者在二分之一的訓練時間,就能改善心血管和肌肉健康,提昇整體的靜態心肺功能。本書中示範了時間短但有挑戰性的高強度動作,還能促進你的新陳代謝,提高身體的脂肪燃燒能力,並且以更少的時間燃燒更多的卡路里。

讓你在更短的時間擁有更好的身材

我知道有不少人其實很享受把時間花在規律性高的有氧運動。不過,也有許多像我們一樣討厭在健身房做個數小時的倉鼠,知道訓練只要短時間就會比長時間的效果更好,真心覺得這種好事太不真實了。

加州州立大學聖馬科斯分校的運動機能學教授,陶德‧亞斯多利諾 Todd Astorino 發表了十幾篇有關高強度間歇訓練(HIIT)的研究論文,「我們已經收集了超過十年的數據證明,高強度間歇訓練對於健康和體適能的益處與長時間的有氧運動幾乎完全相同。並且對於某些群體或人口,這種訓練方法的效果比傳統的有氧運動更好。」Todd Astorino 說。

因此,請離開跑步機,進行間歇訓練。把你任何的藉口都丟到窗外。

男人和女人的訓練應該不同嗎?

我在本書的開頭部分提到過這個內容,你也可能已經注意到了:我碰巧就是女性。

大約十年前,當我開始從事健身行業時,有兩種訓練方式:一種是針對男性的,另一種是針對女性的。毫不意外的,男人的健身訓練主要集中在鍛鍊肌肉。至於女性,一切都

是為了要苗條。八年過去了，我很高興地說這個行業已經產生了變化…是一點點變化。男士們仍然專注於增大肌肉和增強肌力，女士們慢慢的、逐漸的接受變得結實並擁有可見的肌肉線條，而不是為了像是營養不良的外貌而努力。

是的！進步了。

但是，當接觸到實用的健身書籍、部落格、社交媒體等等，世界依然大都是分開的。男人為男人寫書。女人（有時是男人）則為女人寫書，但不是必須這麼做，也不應該是這樣的方式！

2013 年，我啟動「12-MINUTE ATHLETE」的計劃，專注於著手建立一套同樣適合男女的訓練方式，來彌合傳統男性健身與女性訓練之間的差距。我特別想表明，雖然男女之間在性別遺傳上存在一些固有的差異，有些事情對於一種性別就是較另一種性別的人容易許多，然而最終，不論男女在成為運動員的路上，他們都應該能以那些方式進行訓練。

五年多後，我很高興地說，以 12 分鐘運動員進行訓練的女士或男士都取得了極好的成效。

因此，男士們不要以為本書的作者是女生寫的，這套訓練的建構就是給「女生練的」。完全不是，實際上，已經有太多男士告訴我：當他們嘗試過這些招式，本以為很容易，但在做了一部分訓練後，就已經氣喘吁吁、滿身大汗的躺平在地上。

對於女生，不要以為本書中的運動會讓你看起來像個男人，這是不會發生的。利用自身的體重進行徒手訓練的結果，將使不論男士和女生變得苗條、有力並擁有一副健美的身材。

2

身體與意志：為什麼建立心態是健身的重要元素

在外在的限制下考量各種可能性，設定一步步目標達成的過程，
然後系統地完成，是人生最大的滿足之一。
— BRAD STULBERG

設定正確的心態和期望

在開始本書的練習和訓練課表之前，我們先做一些心理功課。每種運用身體的動作組成的訓練招式，無疑是重要的設計，而你認真看待健身訓練的思維，會讓你得到的比想像大得多。

如果你想要變得即強壯又精實，然後 100% 的照著這本書的動作及訓練菜單來運動，日復一日就能看到比以往任何時候更強、更健美的你。你將整體提高自己的訓練水平，變得更強壯，掌握新的技巧，然後向自己證明自己到底有多棒。

　　另一方面，如果你的訓練經常是半調子，不喜歡的動作就跳過，即不要求自己也難投入，那麼你終究會對結果感到失望。

　　所以，你會選擇哪一種？你打算全力以赴嗎？

設定期待

　　如果你利用這本書的課程設計，利用我提供的所有訓練資源，你一定會日益強壯，朝著目標前進。想當然爾，本書的每位讀者自然擁有不同的體能水平，因此為你的訓練事先設定一些期待值是必要的。

　　如果你屬於初級或中等水平的健身者，那麼不用懷疑，你在最初幾週就會看到大幅的進步。若你是接近高階的健身者，你還有很大的空間可以變強。只要維持訓練的持續性，反覆的練習，進步一定是突飛猛進的。

　　請記住，打造肌力和掌握動作的技巧確實需要時間。一開始完全沒辦法做到單腳深蹲（Pistol Squat）或引體向上（Pull up）的人，在未來的數周或一至二個月內還可能做不了這些動作；但是另一方面，只要你照著進度，就能累積愈來愈能完成這種招式的能力。堅持不懈是達成健身目標的方法。

　　另一方面，如果你擁有較高階的體能水平並投入本書的訓練，請務必意識到你的目標或許已經不是那麼的遠，進步的差異性也可能相對的小，但是，這不代表你不能期待改變，反倒是，你將看到自己相對原先的強度及技巧上經這套課表訓練後被微調的體能水平。例如，已經可以做上幾次引體向上的你，將累加的訓練放進課表中，你不僅可以完成更多次的動作，還能呈現出更好的上拉技巧及身型，而且在做這些動作時能夠感受到身體反饋給自己更大的自覺。

　　無論你從哪裡階段開始，請記住：我提供的是世界上最佳的訓練進度，動作和健身工具，但最終要由你起身去做。

一勞永逸地消滅藉口

不論是我的家鄉 -- 加州威尼斯海濱小鎮或是旅行時，我幾乎都在戶外訓練。所以正當我爆汗的進行高強度間歇訓練時，用勁拉了數個引體向上或練習倒立的時候，無數路過的人都這麼對我說：

- 「如果我十年前就開始運動，我就會按照你的方法來訓練。」
- 「我也好想在這裡運動，但是我都是在家做，而且我沒有什麼健身器材。」
- 「只要我有更多的時間運動，我會想辦法做你現在做的。」

這些藉口可能是成立的。但是，如果你想養成一個終身健身的習慣，你需要認清這些說法是什麼：藉口。不管藉口是什麼，你也會有一百種解決方法，只是你還沒有發現它們。

在你的藉口裡找到一個方法

找藉口雖然很容易，但藉口不會讓你身材變好。那麼，好消息是，找到對抗藉口的方法並不像你想像中的難，一旦你開始覺得它們是藉口，請開始訓練自己的大腦來解決這些問題。

為了讓你更進一步了解如何開始，以下是一些最常見的藉口，以及如何破解的招式：

你沒有時間

許多人最普遍的藉口之一就是他們沒有時間。當然，如果你認為做好一個運動就一定需要在健身房裡待上一兩個小時，那沒有時間也就不足為奇。

什麼是堅持訓練，並且每一次都將課表完成的關鍵？ 時間更短，卻更有效率的訓練方法。

高強度間歇訓練和自重循環式運動就是以達到高效率而設計。你會在更短的時間內完成更多的動作，而且不必把時間在浪費在休息上，只為了得在兩次練習之間等待著器材。

整個訓練只佔用 20 到 30 分鐘的時間（包括熱身），所以，你仍然可以在一天中排出充裕的空檔追求自己的夢想，與朋友和家人相伴共處，以及去做其他想做的事情或需要的事情。

你沒有健身房（器材或設備）

沒有健身房會員是阻止人們運動的另一個主要障礙。許多人不想花錢成為會員，或者被健身房嚇倒了，但實際上你不需要健身房就能進行有品質的運動訓練。

相反的，可以考慮購買一些好用的家庭健身器材，例如跳繩、啞鈴套組、沙袋、藥球和上拉桿。前述設備都相對便宜，易於存放，並且可以陪伴你完成數年（甚至更多）的鍛鍊。

如果你真的不想購買任何設備，那麼僅利用自己的體重也可以做很多事情。舉例來說，本書中的訓練方法大部分是不需要設備的，就算是有用到運動器材的動作也有免用器材的動作選項。

你沒有力

我們都累了，我當然也不例外。

但是，運動的有趣之處在於做得越多反而會擁有更多的精力。如果你是一個經常運動的人，但是已經有一段時間沒有練習了，那麼你會相當驚訝自己的運動水平下降的程度。這也就是說，定期規律的進行訓練，實際上可以使你更想動甚至想動的更多，甚至是在戶外運動的習慣也是。

因此，下次當你感到疲倦，肌肉有點酸痛或疲勞時，或者你只是根本沒有練習的動力及心情，請嘗試觀察一次運動後的感覺。十次中有九次，你不僅在運動後感到精力充沛，心情變得更好，並且你會非常高興自己已經動起來了。

但不管如何，請記住你也有正當跳過訓練的理由，包括睡眠不足（每晚睡眠時間不少於 7 到 8 個小時），生病或受傷，甚至當天飲食不足。學會傾聽自己的身體，並了解何時

訓練可以使身體恢復活力，或是在什麼時候實際需要的是多一點休息。有規律的訓練與過度訓練之間實際上存在細微的界限 -- 過度訓練會損害運動表現並導致更大的疲勞感、疾病和引發更高的受傷風險。

在還沒有看到成果前就倦怠

根據你目前的體適能水平，可能要花上幾週甚至一個月的時間才能看到並感覺到訓練的結果，這種成效在當今什麼事情都講究速效的社會中無疑被認為是太長了。所以，許多人最後是放棄得太早，認為自己永遠不適合這樣的訓練。

可是，你嘗試過多少次都不要緊，只要你認真去練並持續下去，好身材一定是你的。就算這段旅程不輕鬆，但也絕對值得。

你太老了

我從客戶和讀者那裡聽到的最大藉口之一是 -- 他們老得錯過了鍛鍊自己的時間，或者他們應該在年輕的時候就開始。基本上，他們想表達的就是運動對他們而言為時已晚。

在這裡，我必須告訴他們：這種思路是完全不通的。我不擔心你的年紀是多大。

不擔心你的出發點是什麼，我不擔心你是否已經 45 歲或更大才開始運動。無論你的起點在哪裡，都可以取得進步。

你可能聽說過，三十歲以後每年都會流失一小部分的肌肉質量。的確如此，除非你曾採取方法阻止這個自然的現象。是的，那個方法就是阻力訓練。無論是透過負重練習還是你自己的體重，這兩種訓練都可以防止肌肉流失的必然，就算年齡愈來愈長，你仍然可以充實肌肉而且變得更加強壯。

在本書的後面，你將看到大量令人讚嘆的動作，這些動作將幫助你增強肌力並打造「防彈」一般的身材。其中不少練習難度極高，可能你看了第一眼會認為自己永遠沒不可能做到。但是我要提醒你，這是言之過早的態度。

仔細看過本書會發現，我為每個練習都提供了一些較簡單的循環練習，每個動作的設計，本質上是讓你可以用來增強力量，以及進行更高級訓練的嬰兒步驟。堅持下去，保持耐心，無論你從何處開始，都會變得更強壯更健康。

找到自己的「理由」

事情是這樣的：我可以為你提供世界上最好的健身工具，但是，如果你實際上不下功夫去做，終究無法實現自己的目標。那麼，當還有很多事情等著你時，如何激發自己的運動的動機呢？

我們經常跟自己的動力掙扎（是的，即使是優秀的運動員也不總是喜歡訓練），所以，如果你不是每一天都保持著動能，其實你並不孤單。創造短期和長期訓練動機的關鍵是找到至少一個（或者理想情況下是多個）保持前進的最根本原因，即使是個你不喜歡的理由。

內在動機是指：當我們親自投入一件事情，並承擔那個後果，相反的，就是外來的動機，外來的動機告訴我們哪一件事非得去做，或是別人告訴我們必須要做。於是，你如何找到自己的「為什麼」呢？讓我們開始思考吧。

忘記你的（大部分）外觀

大多數人運動的目的，是為了想要塑造某一種身材或打造某種體型，這個想法談不上什麼秘密了。但是，我現在要告訴你一點：從長遠來看，出於外觀目的而進行的鍛鍊幾乎是導致失敗的藥方。

如果你只是想減肥，練出六塊肌，或穿進特定尺吋的衣服才決定健身，才打算吃得健康，那麼你所做的每一件事未實現目標的那一刻，都會讓你覺得自己失敗了。每一個想吃的甜點，每一次錯過的健身課程，以及每個休息的日子，都極有可能讓你覺得自己在破壞自己的目標。通常，這會導致一種如果我要試，就一定得做到成的思維，如此一來你有更大的可能在某個時候完全放棄，因為你在當時就覺得自己經常做不到。

當然，我們每個人都希望對自己的身體充滿信心，而且追求好看的外形本來就沒有錯。只是，不要讓外形成為你唯一或主要的動機。

設定體能和技能上的目標

當客戶和讀者動機不足的時候，我總是問他們一個簡單的問題：「什麼是你一直想做到的？」

通常每一位被問的人都需要一些時間回答，但是很快的我就得到如下的答案：
● 「我一直想如果能夠做到引體向上，那真的很酷。」
● 「我一直想挑戰高難度的比賽，例如《最強泥人賽》。」
● 「我一直想學會反手後空翻。」… 等等。

答案總有各式各樣，有些也讓我感到驚訝。但是，我最喜歡的是，每個人容光煥發的告訴我自己夢想的運動或技能目標。那就是你的動機。就是你即使每天都很辛苦，且進度緩慢的時候也要每天投入訓練的原因。因為那種感覺，當你終於能夠做到某件你過去都不曾做到的事。是吧，沒有什麼比得上這種感覺了。

一旦長出運動的芽，通常就很難停下來。回憶我最初決心要練會自由倒立時，我的夢想是能夠在沒有牆壁的情況下，靠雙手撐體倒立五秒鐘。那時對於沒有體操背景的我來說，五秒鐘似乎是一個天大的目標。於是，我為了這個動作努力了，最終也做到五秒鐘的自由倒立。但是，當我做到了就不再滿足。

突然之間，我有了許多與倒立有關的新目標。我希望能夠一次撐到一分鐘，當我做到了，又想要讓雙腿在不同的位置移動，能夠用手掌撐地倒立，而不必在是利用雙腳踢起，藉此來改善我的整體線條和效率，完成一個完整的單臂倒立，而不僅僅像我在 Instagram 上快速的從地上空出一隻手的一個動圖而已。

第一個目標通常是個起點。從那裡開始，一個全新的世界為我打開，包括許多可能性和其他的目標，這些目標使我不斷地被激勵並且更加投入。

打造活動與冒險的目標

有多少次你在自言自語，「我一直想 [填空]…」？

無論這個空白填入的是學習風箏衝浪、攀登珠穆朗瑪峰、在澳洲玩衝浪、加入室內足球隊還是做其他的事情，大多數的人都希望有一天能完成某一項活動和冒險的目標。

你也可能明白，一旦你真的參與了一項新的活動或計劃從事一次新的冒險，首先本身需要達到一定的健身水平。

是的，你需要為自己的目標進行培訓。

這是我最喜歡的內在動機之一，因為沒有人突然間能強迫你鍛鍊身體或利用健康食物為身體補充能量。你會希望定期的進行培訓，接著可以做到自己一直想做的事情。這樣的訓練會開始支持你的目標，儘管你可能不會每天一大早從床上跳起來就想要運動，但是你會更有持續力和專注力在訓練上。為什麼？因為你有充分的理由這樣做。

改善日常生活

對於那些將訓練目標放在體能表現而不是只考慮體態線條的人，不但體能會變得更強壯，身體的移動性也更好，這些改變可以改善生活質量，然而下降個幾磅卻不見有幫助（除非我們談論的是因為醫學原因而必須減肥的各別狀況）。

隨著忘記了體重計卻更強壯的體能，你才會更有可能嘗試及享受新的運動和活動，與你的孩子、侄子、侄女、後輩孩子們玩在一起而不累，步行至雜貨店，拖或扛行李回家而不是一定要開車，拎著自己的隨身行李上飛機而不需要尋求幫助，隨著年齡增長還能保持行動上的自由與獨立等等。

長期的健康目標

最終，你需要開始將健康和健身視為一種生活方式，而不是短期的習慣。

如果你是那種曾經經歷了兩個月的辛苦訓練，然後在一年剩下的時間完全停下來的人，這是完全不同的運動觀念。請改變，這非常重要。

與其將鍛鍊視為減肥的一種臨時方法，不如開始視為長壽和健康生活的長期目標，於是，你可以跟上孩子和孫子們的腳步，預防許多疾病，保持健康和在老年時的活動能力。

當你這樣做時，運動變成一項特權，而不是瑣事，自然也沒有比這更好的動力了。

如何設定有意義而且能達成的目標

如果沒有設定目標，你更有可能漫無目的地在訓練和生活上的事物中徘徊。你會錯過許多可以發揮體能潛力的機會。

然而，要想變得有效，目標的設定就不是在每個新年的一開始，做個一年一回合的潦草計劃。有目標是一回事，為目標而努力是另一回事。

幾年前，我在找尋有關運動心理及心理韌性的書籍時，翻閱到由 D. C. 岡薩雷斯（D. C. Gonzalez）所著的《超水準發揮——心理素質訓練手冊》（The Art of Mental Training: A Guide to Performance Excellence）。有一陣子，我相當著迷於那些在運動及其他高目標達成者在做為那個角色時的心態，於是我真的能夠體會岡薩雷斯教練在書中引導讀者對於體育、工作和生活中取得巔峰表現的方法。這一本書為細分目標設定提出了最好的方式。

正如岡薩雷斯所說：「目標可以提高表現並且有助於創造成就感。」然而，並非所有目標的設定都是等量的。接下來將談談如何設定有意義的目標及達成方法。

使目標充滿挑戰，但務實

設定目標時，請確定目標既具挑戰性又切合實際。略微超標是最好的，因為完成這些目標便需要付出很多，但是它們最終是仍然可以通過努力而實現的。

類似的目標如；進行第一次單腿深蹲，參加最強泥人賽（Tough Mudder）之類的障礙比賽，學習完成很酷的健美操或柔軟體操類的動作（如反手肘的平板支撐，暴力上槓或倒立撐體...清單還在繼續。不管你的訓練從那個等級開始，甚至可以許一個影響深遠，如參加美國忍者戰士節目的試鏡，這是對許多人來說再真實不過的目標了。

另一方面，你在 45 歲前並未參加過籃球比賽，這時設定一個進入 NBA 的目標並不實際，可能也不是最好的目標。並不是說在這個年齡不能學習打籃球，但是你可能不會成為這方面的專業人士！

確定那些是目標

回顧一下上一章提到有關尋找你的內在動機，所以不要僅僅因為身邊每個人都在跑馬拉松而設定跑馬的目標。找出一個令你振奮的 ...，無論是第一次倒立，攀登馬丘比丘，學習滑雪還是其他完全不同的事物。

動用你的想像力。如果不確定當前的目標是什麼，你可能需要回想一下年輕時感興趣的事物。甚至像八十歲的高空跳傘這樣的大膽動作也是完全可行的（是的，一位本書英文版的讀者就真的是在他八十歲生日時去跳傘！）。如果你一直想做某件事，並且全神貫注於這個務實的目標，去做吧。理想中，目標應該會讓人有點害怕卻又讓你感到振奮。

用積極的態度看待目標

當你制定目標時，陳述目標的方式非常重要：你要朝自己真的想要實現的目標去畫藍圖，而不是訂一個目標只是為了避免發生什麼狀況。

為什麼？因為我們的大腦一次只能真正抓住一個想法，當我們說出負面結論時，那就等於給了一個「不要在遊戲結束時窒息」的訊息，那麼你認為自己最終會有什麼結果？猜對了——你，窒息了。

取而代之的，用正面的態度來描述目標，例如「在整個遊戲中充滿自信並盡我所能」，或「以一種冷靜而自信的方式射門得分。」如此一來，你的大腦能夠專注於如何使自己達到目標，而不是徘徊於消極的事情。

試試吧！

將它們放進時間表

設定好目標的人能做出的最糟糕的事，就是他們的目標完全沒有截止期。對於許多人來說，目標像是一個未來的場景，化表他們心中希望有一天會實現的那一幕，但是他們卻不採取任何步驟來嘗試實現這些目標。

因此，利用岡薩雷斯（Gonzales）教練的方法取而代之，依我個人的經驗他的建議是協

助目標達成最有效的方法之一。

- **一開始，設定一個長期目標。**
  請想一想有什麼目標是你希望在大約一兩年內要完成的目標（或者是更長的時間，而這是一個很好的起點）。
- **接著，將你的目標拆解為年度目標。**
  明年你需要完成什麼才能使自己更接近長期目標？試著盡可能將這些里程碑具體描述出來。
- **從年度目標中拆解出月目標。**
  這使你可以進一步細分你的進度並保持前進。例如，如果你的長期目標是能夠連續進行十次引體向上的招式，那麼你的月目標就可以細分每週要花多少時間來進行引體向上的訓練，選擇什麼課程或你能遵循的什麼練習來幫助自己達成目的，還包括與你的夥伴，如教練等要多久進行一次溝通等。
- **最後，設定每日的計劃來幫助你實現長期目標。**
  以引體向上訓練為例，這個動作是你相當專注的目標，那麼訓練日誌的記錄，伸展運動以及你每天為了實現引體向上目標所做的任何長期的練習都是每日重要的目標。

放大夢想，大運動員！

　　設定慎重，經過深思的計劃，從長遠來看能為你的保持訓練步調並超越目標。這種方法不僅適用於你的健身目標，我個人也將其應用於職業和生活上，效果非常好。而且不要忘記，即使你沒有在設定的時間內完成目標，也並不意味著你是失敗者。我們都會經歷挫折及失敗，只要我們願意嚐試，那些挫折及失敗就是最有價值的學習經驗。

　　記住，真正失敗的做法就是退出。

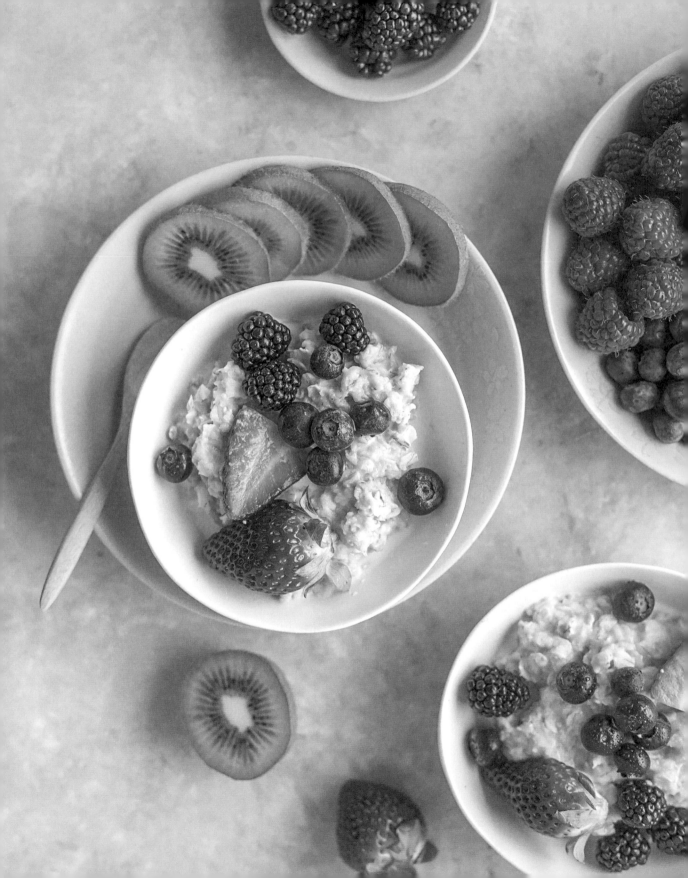

3

食物是燃料：營養對於訓練和生活中扮演的角色

食物是你身體的燃料。缺少燃料，你的身體就會關機。
— Ken Hill

不節食飲食法：能讓健康飲食變得輕鬆的九種營養規則

這本書的內容主要專注在健身效果，這也是我的終極追求，但是毫無疑問的，營養對於每個人的整體健康和運動表現至關重要。然而，我不會銷售給你某種宣稱能保持苗條，健美和健康一生的新飲食法。

為什麼？因為節食令人討厭及沮喪。節食不僅使人大部分的時間感到飢餓，同時在心理上產生被剝奪感，而且，這也幾乎讓人無法擁有正常的社交生活，就一天又一天渡過有壓力的節食生活，就在你的意志力不可避免地減弱時，在一個節日暴飲暴食，控制飲食很少能夠長期維持。此外，從一種飲食法換過另一種飲食法的人們幾乎在減肥然後增重中不斷反覆，這樣的溜溜球效應，反而產生了失敗的感覺，直至你再也不覺得什麼是有效的。

　　然而，你所吃進的食物是保持身材健美及精瘦的重要環節，所以千萬不要忽略它。俗話說，腹肌是在廚房裡做出來的。你可以每天努力運動，但是如果你大部分時間吃得不對，那終究不會達成想要的結果。

　　健康飲食並不像你想像的那麼難。我保證，以下九條營養規則會讓健康飲食變得簡單。

1. 盡可能多吃全食物

　　所謂的全食物指的是天然、完整、未經再製加工的食物，保持原型的食物。這些食物通常就是你到超市雜貨店時擺在走道兩側貨架上的農產品，還有肉、魚、蛋、藜麥和糙米等穀物。

　　吃這一類的餐點確實會讓你增加備菜和烹調的次數，但是挑這樣的食物也讓外出用餐之餘保留了健康飲食的比例。

2. 每一餐都有蛋白質

　　蛋白質不僅對打造健美身材的人重要，所有人都應該在餐點中重視蛋白質的量，並嘗試在每一餐加入蛋白質。攝取足夠的蛋白質不僅可以幫助你維持更長時間的飽腹感，而且還可以幫助你保持苗條和強壯的身體，無論你是男性還是女性。

　　這麼吃比你想像中的容易。早晨，在雞蛋中添加一些額外的蛋白即可；原味的希臘式優格則做為上午的點心；在平時的沙拉午餐加入魚、雞肉或者用發酵大豆做成的餅。積極健身或努力減肥的人則以每一公斤體重攝取約 1.6-2.2 克的蛋白質為目標，或者是蛋白質佔每日總卡路里的 20％至 25％。

　　如果你想了解有關運動營養的更多信息，以及如何攝的大量的維量營養素來影響運動表現和體脂率，我非常建議由 Susan Kleiner 所著的 Power Eating 一書或者 Precision Nutrition 網站的資訊。

3. 大量新鮮的水果和蔬菜

　　水果和蔬菜中富含營養素，不言而喻的是這些營養會促使體能健壯，並適應平日積極

訓練的重要元素。

　　盡可能讓餐盤子上堆滿蔬菜，例如羽衣甘藍、西蘭花、花椰菜、抱子甘藍、菠菜、胡椒粉以及任何時令蔬菜。不喜歡蔬菜嗎？你可能從來沒有把它們好好的烹調。發揮你烹飪風格的創意，把蔬菜放進烤箱、或蒸、或燒烤、或做沙拉生吃。很快的，你就會認識這些食物的風味，然後用身體感受到它們對自己的益處。

　　水果也是飲食中很重要的一部分，然而請記住，你可以多吃水果。一個活動力大的人應該每天吃二到四份的水果。

4. 每次訓練後補充蛋白質和碳水化合物

　　經過非常賣力的訓練後，你的肌肉需要修復。什麼是協助修復的最佳方法？理想情況下，訓練後的十五至三十分鐘之間要儘快攝取蛋白質和碳水化合物的混合物，或者最慢要在運動後一個小時內進食。

　　選擇乳清或純素食蛋白粉，混合著冷凍水果製成的奶昔無疑是最簡單的選擇。但是，如果你有更多的時間，還可以補充蛋白質、米飯和蔬菜，或者是加入乳清或蛋白粉做成的煎餅，這也是我的最愛！

5. 擁抱脂肪

　　別誤會，我不是鼓勵你吞下一大把炸薯條，然而你需要健康的油脂。想想杏仁、鱷梨、椰子油，橄欖油和其他健康的堅果和油脂。人體對油脂的需要超出了你的想像！

　　目標是讓健康的脂肪佔每日攝取總卡路里的 25–30％。

6. 經常的吃

　　減量飲食和間歇性斷食是坊間健康和健身社團訴求的趨勢，這麼吃無疑地對某些人有效。然而，運動員傳統上會吃得較多（一天最多吃五到八餐）的一個原因是：有效果！食物是你身體的燃料，如果你定期的給予自己劇烈的訓練，並且一整天的活動量很大，那麼少量多餐是最好的選擇。

是的，我知道這並不適合所有人。如果你發現多量少餐更合適你的生活方式，同時能有效控制腰圍，無論如何請保持這樣的飲食方式。

7. 不要省略碳水化合物

低碳水飲食是時下非常流行飲食法之一，但是如果你想變得更強壯、增加肌肉量、並且成為更好的更全方位的運動員，碳水化合物就一定是你飲食中不可或缺的一部分。碳水化合物不僅可以為你提供鍛鍊時所需的能量，而且還可以幫助你更快的恢復體力，並且全天保持充沛的精力和專注力。

盡最大的可能跳過那些經過精煉的碳水化合物食物，盡量選擇像是藜麥、燕麥片、糙米和其他營養豐富的全穀物，也包括及馬鈴薯（甜的和普通的）。如果你的活動強度很高，則將碳水化合物做為每日攝取總熱量 50-60％的卡路里來源。運動量較少的人可以減少碳水化合物的攝取，但是不能太少，否則你會在訓練時和平常感受到對能量水平的影響。

8. 不要挨餓（即使你正在減重）

從長遠來看，嚴格限制卡路里不可避免地會適得其反，所以不要這樣做。記住重要的關鍵：食物是燃料。給你的身體足以滿足渴望的健康食物。你會變得更精實、更健康、更快樂。

9. 不要完全拒絕自己喜歡的東西

喜歡巧克力蛋糕，杯子蛋糕或甜甜圈？好的，只要不是一直吃，就吃吧。我主張至少有八成的時間遵守健康飲食的原則。很快的，你自己會增加的。這樣可以為你提供夠多的機會偷吃，去渡假以及與朋友一起享受快樂的時光，而不必覺得自己是一個可怕的叛逃者。

食物是美好的，是值得享受的。應該要好好的品嚐每一餐的食物！

健康的食譜也可以滿足你對甜食的需求，例如下一頁圖中所示 -- 自製的腰果櫻桃大塊能量棒，食譜則請翻到本書後段第 217 頁的食譜部分。

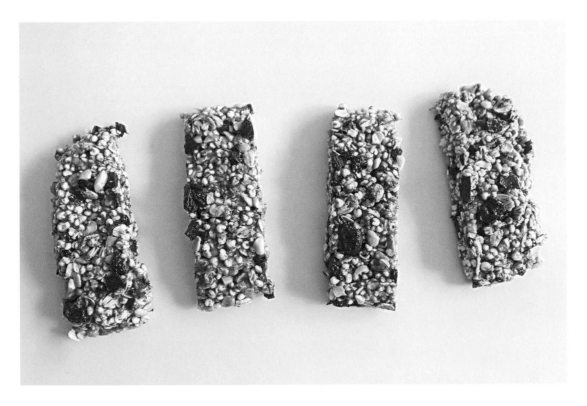

找到飲食平衡的二八法則

　　如前述，我建議各位八成的時間要執行健康飲食。不過，這跟你的日常飲食到底有什麼關係呢？

這代表你在家時不必餐餐做飯

　　我們都知道，要遵循 100％健康的飲食，從自己做菜為起點是要容易得多。在家調理食物的義意在於你能確切地知道食物中放了到底什麼是什麼油、多少奶油，多少碳水化合物等。而且這也讓你抓取餐點份量時容易了千倍以上。

　　換個說法，我也喜歡外出吃飯，而且我知道許多人跟我一樣。尤其，我碰巧很幸運地住在洛杉磯，那裡有很多很棒的餐廳，並不時出現新去處的聖地。我也喜歡讓別人為我做菜，從尋找新的用餐地點和漫遊這座城市，我獲得許多樂趣。

　　雖然我每週通常要在外用餐五至七次，其它的時間我則嘗試著自己做飯。外出時用餐的選擇與我在家裡自己做的類似，例如沙拉、滿滿蔬菜的炒菜、墨西哥捲餅等，我個人非常喜歡這些食物，出門在外時它們都是健康而充實的一餐。有時候還可以寵愛自己一下，例如嘗試一個很棒的新披薩店，與朋友分享印度美食，或者在特殊場合或週五晚上享受可口又滿滿碳水化合物的麵食或碳烤披薩。

　　只要我沒有過多的外食，我也不必對這些餐點感到罪惡，所以你也不必有內疚。如果不去享受生活，為什麼還要努力的鍛鍊身體呢？

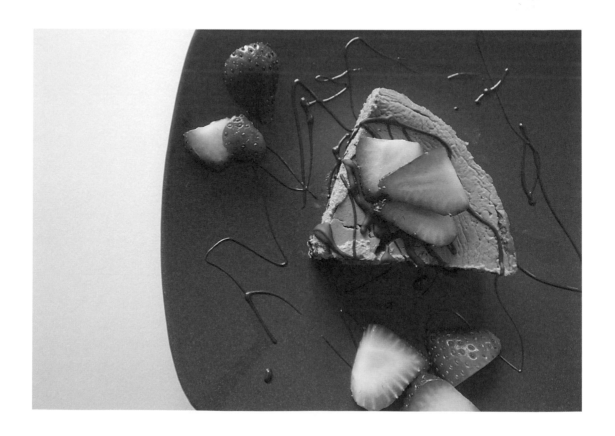

生日 / 假日 / 特殊場合可以來一塊蛋糕

　　堅持健康飲食遇到最困難的狀況之一就是去參加很多人的聚會和大型活動，無論是親戚的生日聚會、感恩節大餐、還是你最好的朋友的婚禮時，不稍微的放縱一下自己根本就是一場錯誤。但是當你這麼做時，很自然的讓自己陷入完全破功的情緒。

　　如果，在飲食上你遵循八二法則來應付的話，這樣的迷思便全然沒有必要了。因為只要你大部分時間都在能保持健康的飲食，而且不是頻繁地貪食蛋糕或炸薯條，那麼你是完全沒事的。

　　過去，我在任何特殊場合曾經非常克制每一克卡路里的攝取，甚至連感恩節也不吃自製的南瓜派，儘管那是我最喜歡的食物。到了巴黎看到香脆可口的可頌，以及聖誕假期間自製的聖誕餅乾，我都完全禁食。我以為，如果我放縱自己，我的整個飲食計劃就會崩盤，我就會立即增加二十磅。

　　當我了解到實際上是不會的，我開始給自己在飲食上更多的靈活性來應付這些場合，也能說服自己一旦聚會 / 休假 / 假期結束後，自然就會恢復成健康的選項。我很難形容這樣的彈性在這些年間，為我自己帶來了多少快樂又減少了多少痛苦。

你要建立的是一種生活方式，而不是如何吃一餐

　　多數節食的人不可避免地看不到成效，是因為多數傳統的節食方式很難讓人持續下去，所以結果就是如此。這些方法的根本是限制飲食，並且要自己 100％的拒絕自己喜歡的食物。以健康和健身行業的最新潮流來看，限制飲食通常令人乏味而且效果也不令人滿意，而且還缺乏長期的證據來支持這種飲食法的成效。

　　換句話說，我要你建立的是一種健康的生活方式。我希望你開始傾聽自己的身體，意識到你實際上大部分時間都在渴望蛋白質、沙拉和地瓜。我希望你開始品嚐新鮮草莓的味道，去嘗試新的風味和口感，向餐廳訂購羽衣甘藍沙拉而不是炸薯條，並不是因為你覺得自己必須這樣做，而是你感覺這道菜聽起來對身體比較好。

　　假使你放棄節食，但專注於建立健康的生活方式，或快或慢，一定能達到你的目標。就算這些話對現在的你聽來很瘋狂，然而，一旦你的身體開始習慣於吃足夠量的蛋白質，新鮮的蔬菜和天然甜美的水果，那就對了。一旦你的身體習慣沒有加工食品，不喝蘇打水，使糖分降至最低，那也就對了。一旦你習慣充滿能量的自己，習慣因為鍛鍊而感到精力充沛，你不會願意回到過去，你的自我感覺會更好，而且會一直想要長久的保持下去。

　　接著就算你的身邊到處都是餅乾，或者你最喜歡的速食餐廳給了太多薯條時，這也沒什麼大不了。你可以一口接一口，但隨後你就要恢復健康的飲食。

　　這是讓自己在這兒或那兒仍然擁有小小的放縱，你便不會感到自己完全被剝奪了曾經喜愛的每種食物。

不必 100%時間都完美

　　沒有人是完美的，也許你也接受現在的你不是完美的。

　　因此，最好的主意就是不要購買不健康的食物，讓自己大多數時間健康的吃，盡可能的情況下在家做飯，外出就餐時做聰明的選擇，偶而讓自己偏離一下自律的飲食。

　　實際上，允許自己偶而向食物投降是一件好事。日常生活若百分百地按照完美的食譜來吃，很難不讓人感到辛酸。當意志力低到臨界點時，你更有可能參加暴飲暴食。最終吃下任何出現在你手邊的食物。

　　完美是導致人們偏離目標的原因。完美會讓你心低落，因為經過一天有壓力的生活，看到一大袋薯片和一大盒冰淇淋出現在你身旁，但真正的原因是追求完美的你已經一整個禮拜連續吃水煮雞肉和西蘭花了。

　　不要追求完美。在大多數情況下，目標設定成「很好」就好。那才是你最佳的期望值，會長期幫助你建立健康的生活方式。

平衡是關鍵

　　生活和營養方面都講究尋找平衡。據你所知，適當的營養有助於供應身體能量所需，提高運動表現，並且使人活的長壽、健康和擁有活力，而且你還能保有活在當下享受。八二原理就是成功的關鍵。

　　這個方法可以鬆綁你去參加聚會時享受飲用水以外的食物，可以放心的去附近的新餐廳，去嘗試大家都說好吃的披薩，還有去巴黎旅行時早餐加點一份可頌麵包，而不再只是你平時吃的蛋白質奶昔或炒蛋。

　　這個方法告訴你不必太執著於吃下肚的每一口食物。你的飲食容許嘗試新口味及新鮮創新的食物。最重要的是，八二法則帶給你自由，這才是生活的全部。

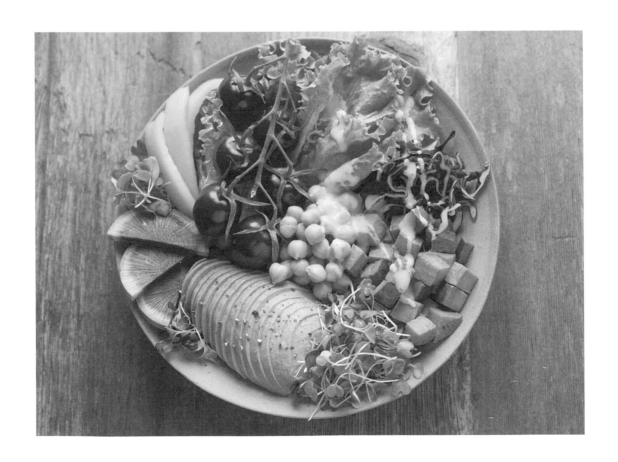

吃出成效：鍛鍊前後的營養補給

要如何吃才能使每一次的訓練表現的好？關於營養的訊息太多了，很難決定要相信什麼。

我是你最大的聽眾想了解你的體況，不論你有各別的需求、喜好、或是偏食。那些有特別的個人體質差異，例如有人（如醫師）告訴你應該吃什麼，吃多少量時，你可以按照那個方式吃。只有自己才能察覺什麼對你的特殊體況有幫助！

回到本章的一開始，我一直對我的學生和讀者灌輸針對飲食的重要原則 -- 就是食物是燃料。如果你在訓練時缺乏身體的燃料（卡路里），則很可能在訓練的半途失敗垮掉，或者沒有辦法像過去吃得夠多時一樣的輸出運動能力。訓練之前適當的提供身體燃料，會讓你喜歡上那個有力的感覺並且為自己打造新的個人記錄（PRs）。

同樣地，訓練後為身體補充燃料有助於增加肌肉量，你不但能恢復的快，還有助於縮短下一次進行訓練間隔。如前所述，由於本書的重點是健身，所以這個章節不會做太細節的說明，然而你至少要了解訓練前和訓練後關於營養的基礎知識，以便為健身效果進行優化，這一點非常重要。

健身前要吃什麼，為什麼吃

「訓練前我要吃什麼？」

我一直被問到這個問題。雖然大多數人都知道運動後該吃什麼，但他們對運動前應該事先為身體補充的食物一無所知。事實是，這不是一個簡單的問題。

就像生活裡的面臨的許多事情一樣，答案取決於你自己的個人目標。根據我擔任教練的經驗，基本上大多數的人分成三種目標來搭配訓練前營養補給的策略。

目標 1：終極減脂

　　如果你的目標是盡可能的減去脂肪，那麼最好的作法就是選擇在早上訓練，而且不事先補充任何食物。這種訓練法稱之為空腹有氧運動（fasted cardio），這個詞彙在有深度的健身部落客，雜誌和書籍中經常的出現。

　　是的，如果你決定不在運動前事先補充能量，那麼運動時可能會產生頭暈，噁心或虛弱的現象，你自然無法好好的訓練。那麼，這樣不行吧。反倒是你在吃了一兩頓有營養的餐點之後再來進行訓練，有助你全力以赴達到成效。而且你會燃燒更多的脂肪。

目標 2：運動表現極大化

　　如果你目標是希望擁有最好的訓練狀態，並且最大程度地提高運動表現，那麼你不會減少當做燃料的卡路里。你攝取的食物將盡可能的轉化成身體的燃料，並幫助你達到運動的最佳表現。

　　例如，你要參加一場馬拉松，一場鐵人三項比賽或者參加重要的競技或賽事，則不必擔心事先攝入的卡路里過多了。因為目的是追求表現，而不是減肥，那麼這意味你在賽前一天的晚上吃了豐盛的意大利麵晚餐，或是在比賽、活動、遊戲中攝取運動飲料或能量膠，那麼，就這樣做吧。無論你餵飽自己什麼，都在讓你的運動表現達到最佳狀態。

　　這種進食法的缺點是訓練之前和之後攝取的卡路里正被你的運動量所消耗，從而使體內脂肪持續減少至無法再減的程度。實際上，為了贏得最佳運動表現，有些人是需要靠進食來增重。

目標 3：減少脂肪與運動表現並重

　　如果你像大多數的人一樣，大部分的時間想要減肥或維持目前的苗條狀態，同時還要有好的體能狀態與運動表現為目標，這代表什麼意義？也就是說你在進行訓練前會有策略的補充營養。如果你不是這麼吃，那就表示你是在運動之前狼吞虎嚥。

　　過去，當我嘗試不進食就開始進行訓練，我的運動狀態會受到很大的影響。頭暈目眩會找上我，課程組數也無法做那麼多，我就是沒辦法出力，就像許多研究的證明：在運動

前補充一些零食，對於運動耐力有顯著的提升。

　　所以，假設你和我一樣，一起上了這艘 3 號船，理想的進食狀況就在訓練前二到四個小時攝取完整的一頓，並在運動前 30 至 60 分鐘吃少許點心。點心只是一個選項，主要視你的訓練目標而訂。點心是否要吃，用餐的時間點等，就看你提早多長的時間進食不至於在運動時感覺太飽。只是，吃飯後不要等待太久才做運動，否則你會發現自己又餓了，就像我的經驗。

訓練前吃什麼和何時吃

　　那麼，如果你的主要目標是兼顧運動表現和減少脂肪，那麼訓練前的一餐應該包括什麼呢？理想的運動前膳食應該含有一些蛋白質，一些碳水化合物和一些健康的脂肪。是的，要有碳水化合物！碳水化合物提供你訓練的能量讓你精力充沛，並且在訓練的前後仍被消耗掉。

再一次，依你的個人目標來吃，大致上會接近以下幾種：

- 10–20 克蛋白質（可以是純素食或乳清蛋白粉，奶酪或優格等乳製品，肉類或素食替代品）
- 20–40 克慢消化的碳水化合物，例如燕麥片，地瓜，豆類，水果或糙米（慢消化的碳水化合物使血糖升高的速率相對緩慢，有助於胰島素適度的分泌）
- 5–10 克健康的油脂（超過此量的脂肪會減慢蛋白質的消化）

　　另一件要謹記的重點：運動的時間越長或難度越高，事前補給的碳水化合物（和卡路里）就要越多。

運動前的飲食觀念

　　不知道怎麼將以上的內容轉化成真的餐點？以下是一些訓練前的飲食建議，可幫助你掌握要訣：

- **高蛋白質奶昔。**

是的，在訓練前後都可以飲用這樣的高蛋白飲品。取 20 克容易消化的速溶的乳清或素食蛋白粉，加入另一種碳水化合物，如一些漿果，燕麥片或香蕉，再放入一點堅果油或一小勺亞麻籽幫助你保持飽腹。

● **含水果及堅果的燕麥粥。**
這也許算得上是完美的訓練前飲食，將燕麥片加入一些堅果或者一匙你最喜歡的堅果類油脂混合在一起，再加上你喜歡的水果，這個燕麥粥將為你的訓練提供不論是短時間和長期的運動動能。

● **蔬菜蛋捲配烤麵包或水果。**
雞蛋中含有蛋白質及脂肪，會讓你感到飽足。蔬菜和水果會給你能量，大力的推進運動表現。

● **自選蛋白質、地瓜和蔬菜。**
經典的健美運動者的一餐（通常與雞肉搭配，但任何蛋白質都可以起作用）需要花費較多的精神來準備，一般人可能不會這麼吃。然而搭配（這樣的大份量會）你所需要的營養和能量，以應付瘋狂的訓練並練出想要的強壯肌肉是必須的。

● **水果，優格或茅屋起司（cottage cheese）和低糖穀麥。**
希臘式優格、椰子優格或茅屋起司通常很合適當做訓練前快速又便捷的蛋白質補充食品。加入一些低糖的麥片和水果，就能讓人充滿能量，投入接下來的訓練。

● **高蛋白煎餅，漿果和一點堅果油。**
高蛋白煎餅是我最喜歡的運動前飲食之一，因為它們含有所有訓練時所需的能量成分，總能讓我在運動的過程感到精力充沛。不過，不要距離訓練的時間太近才吃，因為這一份有相當的飽足感，可能會使你在做了幾個波比跳就感到不適。

> 提示：要進一步提高訓練成效，請約莫一個小時前飲用含有咖啡因的飲料。研究顯示，運動前以咖啡、綠茶或其他訓練前飲料的形式攝入 **100-400** 毫克的咖啡因可以增強能量並減少運動中的疲勞。

運動前無論你決定要吃什麼，多方嘗試這些食譜，並找出對自己有用並符合自己目標的食物。

努力聆聽自己的身體。察覺不同食物對你運動表現的影響，包括你的體能水平，多長的時間會出現疲勞，是否有頭暈，胃痛，抽筋等現象。然後根據需要進行調整，進而找到適合你和你的身體的運動前飲食菜單。

運動後的營養指南

當我們運動時，身體很明顯的在消耗能量。碳水化合物就是我們體內首先啟動來支應能量所需的微量營養素。這些能量以糖原的形式儲存在你的肌肉中，然後藉著有強度的運動，體內的糖原儲存便會消耗殆盡，因此，重新補充糖原讓身體能快速的進入恢復的過程是非常重要的。

蛋白質作為我們肌肉重要的組成，也是運動後膳食的重要組成部分，富含蛋白質的食物還會容易給人飽足感。想想如何讓你在訓練後的菜單像蓋房子一樣：要建造堅固而美麗的房子，你會需要高質量的材料，因此請務必在運動後攝取那些高質量的食物！這將幫助你打造一副強壯的體格。

運動後進食是必要的嗎？

一般來說，建議你你在運動後儘快進食，最好在 30 分鐘內。但是，還有一些問題值得一提。

你在運動前吃了還是沒吃？

如果你空腹運動，也就是說，已有八個小時沒有進食，那麼運動後要愈快進食愈好，最好在訓練後的十五至三十分鐘內，這一點很重要。

或者，你在運動前的一、二個小時內吃了一些食物，糖原存儲量可能沒有完全耗盡，那麼在運動後不要或根本不想吃東西，那麼運動後不再進食就不必擔心，特別當運動屬於輕量的，例如中度的有氧運動或瑜珈等。

以什麼強度運動？

如果你做的是徒手高強度間歇訓練或強度很高的自體重量訓練，並且消耗完你的體力，那麼，在訓練結束後越早進食越好。這個原則對於其他同樣消耗大量能量的訓練及運動同樣適用，例如你已完成一個小時的長跑，這時你已經消耗掉許多的能量，因此需要盡快補充食物以便加速身體獲得最佳的恢復。又或是你的運動屬於輕量的，不需要用掉很多能量，你便無需立即進食，可以自在的等到餓了以後再吃。

「強制性」運動後進食的會讓那些實際上並未消耗大量熱量，或是運動前已經吃了足夠份量的人，以為運動後仍需要立即適量的補充營養，卻又增加了高熱量的一餐，於是他們很容易吃的過多，原因很簡單，就是高估了運動的熱量消耗和他們實際需要的食物量。運動前後規劃健康食物的攝取有助於減脂瘦身及增加肌肉，但多餘的卡路里最後會以脂肪的形式儲存在身體裡。

高強度訓練後
補充運動後膳食的重要性

由於本書大部分的讀者會像運動員一般勤練身體，於是在訓練的過程中消耗掉極大的能量，因此盡快補充在訓練過程中耗損的能量至關重要。以下列出二個高強度訓練後的需要進食的重要性：

- **更快的恢復。**

  你會想要盡快從運動後的狀態中恢復。不僅是減輕身體的酸痛和疲勞，你希望盡快的再去運動從而繼續朝著自己的目標前進。如果在你上一次訓練後沒有補充優質的能量（也就是食物），那麼幾乎難以避免跟疲勞，疲倦和酸痛糾纏一段時間，等到你的下一個訓練來臨時，出力的感覺就是不對勁。

- **塑造肌肉。**

  當我們吃得足夠，肌肉才有可能生長。

在運動後，尤其是肌肉準備好充分吸收利用所有營養的當下尤其如此。運動後攝取良好比例的蛋白質和碳水化合物將有助於你實現精實身型並養出身上的肌肉。

進行激烈及強度很高的訓練時，會對肌肉進行拉扯，導致肌肉微小撕裂。為了幫助肌肉組織的修復，也就是加快康復速度和促進肌肉生長，請確保在每次努力的訓練後能補充點心或一頓正餐。

運動後餐食中的巨量營養素

運動後的飲食內容重點應該要同時包含碳水化合物和蛋白質。如果你不想在訓練後馬上用餐，或者至少儘快的吃些諸如高蛋白奶昔的點心，間隔一會兒再飽餐一頓。

進行高強度間隔訓練或自體重量訓練如果要讓肌肉達到最佳的恢復狀態，那麼請將碳水化合物與蛋白質食物的比例調配約為 3：1。

以下列出一些優質的碳水化合物和蛋白質來源，你可以將它們組合成均衡的運動後點心。你也可以選擇一種碳水化合物和一種蛋白質含量高的食物，混合搭配成營養豐富的一餐。

如果你以列出的份量為參考，則碳水化合物與蛋白質的比例約為 3：1（不過，並非每一種組合都能準確地提供 3:1 的比例；如果你挑選了的高含量的碳水化合物，也請選擇較高含量的蛋白質）。研究指出，這樣的比例最適合達到最好的肌肉恢復。

碳水食物來源：

- 1/2 杯燕麥（150 大卡 / 27 克碳水化合物）
- 1 個中型香蕉（105 大卡 / 27 克碳水化合物）
- 1 個中型熟地瓜（103 大卡 / 24 克碳水化合物）
- 3 湯匙葡萄乾（99 大卡 / 24 克碳水化合物）
- 1 杯藍莓（84 大卡 / 22 克碳水化合物）

蛋白質來源：

- 1/4 杯金槍魚罐頭（50 大卡 / 11 克蛋白質）
- 1/4 杯雞胸肉（52 kcal / 10 g 蛋白質）
- 絲狀起司，1 條（平均 80 kcal / 7g 蛋白質）
- 1/4 杯茅屋起司（平均 45 大卡 / 7 克蛋白質）
- 1 個水煮雞蛋（70 大卡 / 6.5 克蛋白質）
- 1 份豆腐或豆餅（平均 95 大卡 / 10 克蛋白質）
- 1 份乳清或純素食高蛋白粉（平均 120 大卡 / 20 克蛋白質）

　　當你從列表中選擇一種碳水化合物和一種蛋白質食物搭配成零食時，卡路里總額為在 200–300 大卡。

　　份量若要大一點則只需調整份量大小，就可以為你搭配出相同的比例相同食物，較大份量的一餐。不妨再加上一些蔬菜，變成一頓健康、營養豐富的餐點，這樣的組合不但有助於運動後恢復，還對你隨時重返訓練場大有助益。

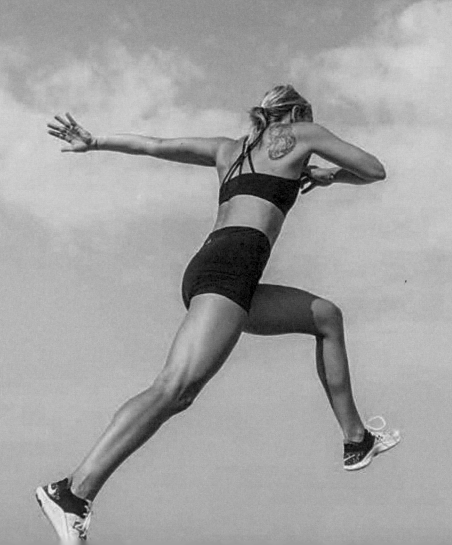

4 徒手訓練打造超人般的力量

力量不是你能夠做什麼。
而是來自你克服了那些曾經認為無法做到的事情。
— RIKKI ROGERS

接下來幾章中的訓練動作將使你變得更強健，身型較以往想像中的任何時候更好。最棒的一點是，這些訓練需要的設備極少，而且時間很短即可完成。

按照接下來的步驟，肌力與肌耐力將達到你前所未有的超人水準。

增強下半身的深蹲

深蹲是一個全方位的動作，不僅會帶來強健的下半身，讓你的外型更好，而且還能改善你的整體運動能力，變成一個更好，更功能性，更全面的運動員。儘管負重和槓鈴深蹲肯定能達到一定的目的，但你絕對不要輕視簡單的徒手深蹲（也稱為空蹲）能為你帶來的出色表現。

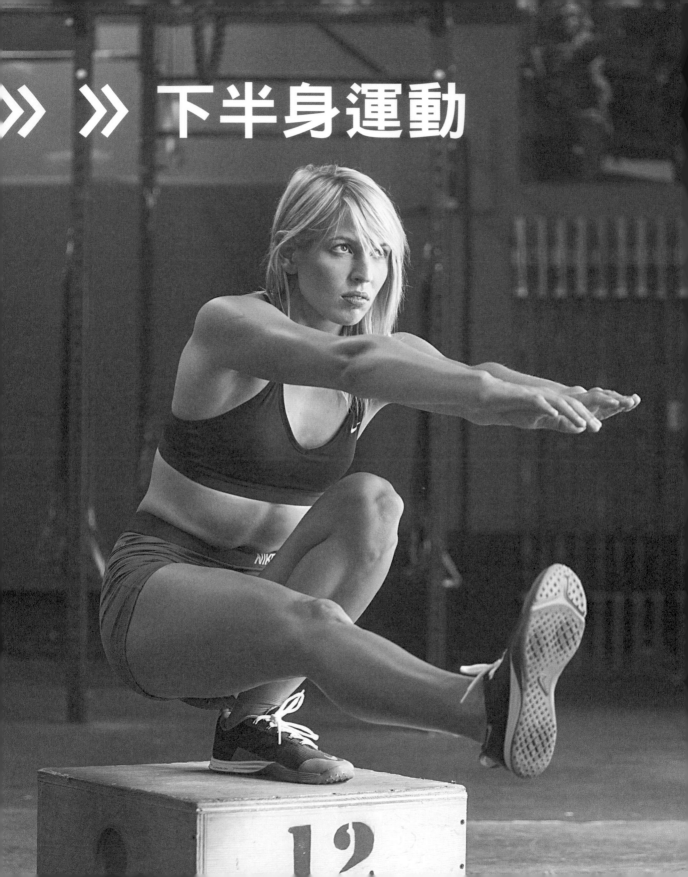

>> >> 下半身運動

以下是一定要把深蹲練好的理由：

● **徒手深蹲 100% 隨處可做。**
你可以隨時隨地進行這項運動！

● **執行這個動作不會發出什麼聲音，也不佔用空間。**
如果你在需要保持安靜的地方或根本沒有足夠的空間運動，仍然可以做深蹲。

● **深蹲會利用到你整個身體。**
如果你正確的做好深蹲，每一次蹲起不僅可以增強腿部和臀部的肌肉，還可以運用到身體的核心肌群。

● **深蹲增加了移動能力。**
為了能夠正確下蹲，基本需要控制臀部，腳踝和軀幹。下蹲時則增加了這些關節中每個關節的活動性和靈活性，伴隨減少這些部位受傷的可能性。

● **深蹲這是功能性健身訓練的完美範例。**
在正常的生活中，我們每天都有機會需要蹲下，把這個動作添加到訓練中，可以減少你在日常活動中因此感到疲勞和受傷的可能性。

● **深蹲時即使你不負重，空蹲也會讓你變得超強。**
我保證，二十，四十或一百個蹲起，你會感覺到的。

怎麼做深蹲

儘管下蹲看起來像是人類生來的自然會做的動作，但不幸的，都市中大多數人並沒有因此而適當地做深蹲。做為訓練方式的一種若是姿勢不當，力量不足和 / 或活動性和靈活性不足，就會造成傷害或導致身體不平衡。

正確深蹲的方式：

● 雙腳站立與臀部同寬，腳趾朝向正前方或稍微向外。手臂應放鬆下垂於兩側。利用你的核心肌群，帶動胸部稍微推前並拉動肩胛骨。

● 彎曲膝蓋，將臀部往後推，就像坐在椅子上一樣。將你的重心放在腳跟。

● 向下蹲，直到大腿低於平行地面，或盡可能低到你可以蹲低的位置為止。終究，你會努力使臀部坐在小腿的背面，如果你還不能將臀部整個坐到底，請不要擔心，經過一些時間的練習就能做得到。蹲下時，你可以選擇將雙臂舉放在身體前面或將手臂靠在身體兩側。盡量保持胸部挺直，肩膀向後拉。

● 當你站起來時，請伸直雙腿同時擠壓臀大肌，膝蓋則朝外微擴。（動作會帶動膝蓋的方向朝外擴張；不要讓膝蓋朝內。）

空蹲要訣

● 將重心放在腳跟

● 保持軀幹直立，將肩膀向後拉。

● 雙腳應與臀部同寬，腳趾指向前方或稍微向外。

● 你的臀部、上背部和核心肌肉應協同施力。

● 下蹲時，目標是做到大腿蹲低於水平的位置。

● 從蹲姿起身時，將你的上身軀幹保持直立，用膝蓋站立，並擠壓臀部。雙胳膊則放在前面對身體的撐起會有所幫助。

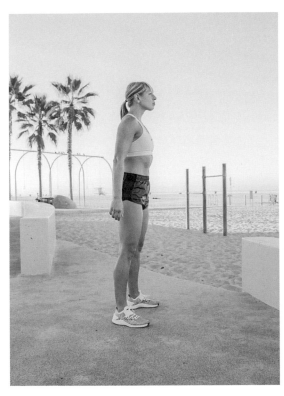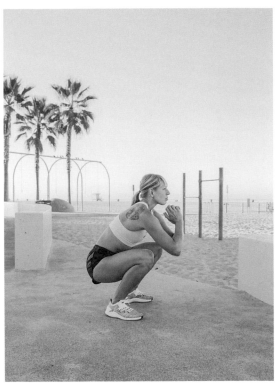

單腿深蹲：極致的徒手腿部訓練

　　單腿深蹲可以說一直是最棒的下半身運動，這個動作需要難以置信的腿部力量、柔韌度和平衡感。如果你以前從未嘗試過，我要提醒你：單腿深蹲*相當困難*。

　　重點是：如果你以為自己永遠無法進行單腿深蹲，這個想法有必要改變了。因為只要你按照下面的訓練進度進行，在你還未克服這個動作前，你也已經打造了必要的肌力來達成腿部的終級訓練。

　　練習時，從目前最適合你的力量和柔軟度水平開始，也就是說，如果你已經可以輕鬆地進行單腿深蹲，基本版仍然可以幫助你增強肌力。進行單腿深蹲前無需從徒手深蹲開始，但是無論你可以練到哪裡，每週要將單腿深蹲這個動作做兩次至四次，以獲得最快的效果。

　　那麼，從零開始、一生從未做過單腿深蹲，或是做得到但是想多完成幾次，現在請開始掌握這個動作的訣竅：

單腿坐 BOTTOM OF PISTOL HOLDS

信不信由你，單腿深蹲連續動作中的坐姿是大部分練習這個動作時最難做好的。保持好單腿深坐的位置可對於增強核心和胯屈肌群的力量，並發展肌肉的記憶力，有效的正確完成單腳深蹲的動作。

● 單腿站立，利用臀大肌的力量往下蹲，並完全蹲低到坐在小腿肚上。
● 將另一條腿往前伸，利用你的核心並嘗試盡可能在深蹲時伸直。
● 保持這個姿勢。
● 一開始練習你可以扶著周邊物品來保持平衡。

努力保持單腿深蹲坐姿 30 秒的時間，並完成三次。

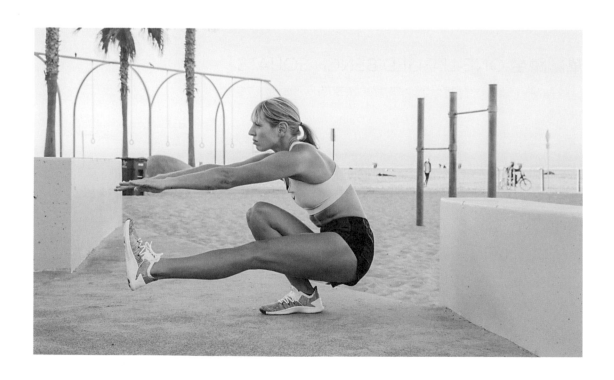

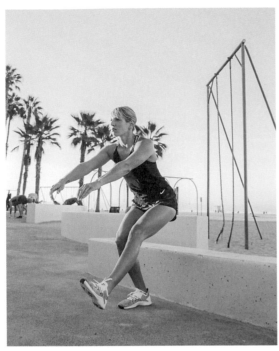 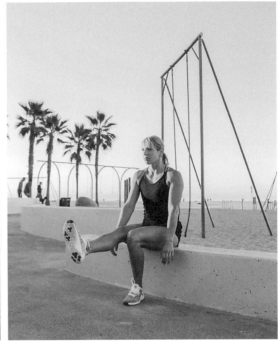

單腳蹲坐 ONE-LEGGED BENCH SQUATS

單腳蹲坐這個動作有助你增加肌力，並幫助你的身體了解這個訓練動作的正確感覺，直到完成單腳深蹲。

- 站在長凳，石椅或堅固的梯面，找到的椅面越高，越容易進行練習。
- 單腿站穩將一條腿伸直向前，臀部向後推然後坐下，保持伸直的腿盡可能筆直。如果你前幾次摔倒也沒關係，你會在練習時得到控制，繼續努力，練習時若需要扶持請找穩定的支撐。
- 嘗試站起來時，運用你的核心、壓縮臀部，並將肩膀向後拉。

如果你從坐姿位置要站立時需要幫助，請將伸直的另一隻腳的腳跟輕輕地放在地面，來協助站立時保持平衡。隨著你肌力的增強，嘗試在較低的梯面上做單腳蹲坐來繼續的挑戰自己。梯面越低，強度越強。

每條腿每回各完成八個單腳蹲坐，並各做三組。

單腿輔助深蹲 ASSISTED PISTOL SQUATS

當你覺得練習單腳蹲坐到膝蓋的高度或者更低的位置都能掌握時，就可以試著做單腿輔助深蹲。這個邁向成功的動作目的在利用固定或穩定的撐扶物，協助你以用較少的力量來完成單腿深蹲。

● 如果需要，可以先扶著靠近你的東西，例如一個鐵桿或門框，然後控制好力量及平
　衡，盡力往下蹲到完全坐在單腿的小腿肚上。

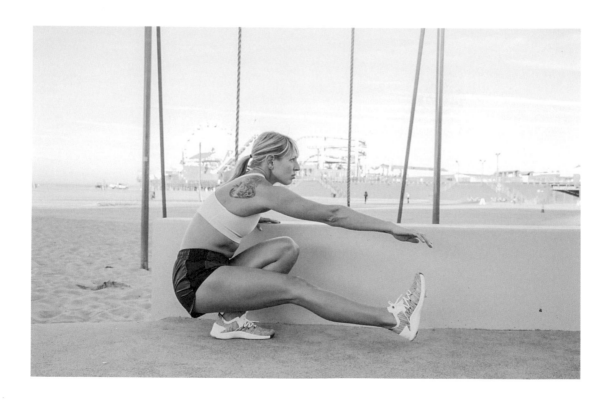

● 用你手臂的力量協助自己扶穩並撐起你的背，同時臀部撐起、核心用力並站起來。

如果你在健身房裡做這個動作又沒有固定物件能利用，你也可以利用 TRX 的繩子做為支撐。單腿每回各完成五次單腿輔助深蹲，並各做三組。

單腿高架深蹲 ELEVATED PISTOL SQUATS

對於大多數人而言，單腿高架深蹲最困難的就是，除了需要真正強壯的腿力，才能以單腿蹲起，並且保持另一隻腿向前伸直，這不僅需要相當強的肌力，還要兼顧平衡和柔軟度。單腿高架深蹲可以幫助你增強完整的單腿深蹲所需的力量和肌肉記憶力，而練習單腿高架深蹲時你向前伸的腿不必完全伸直。

● 找一個固定並架高的平面，例如踏板或箱子然後站在上面。
● 雙臂伸向前方，單腿站立，使另一條腿盡量伸直。

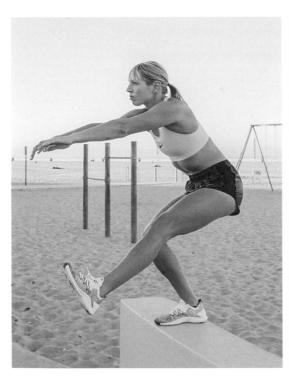 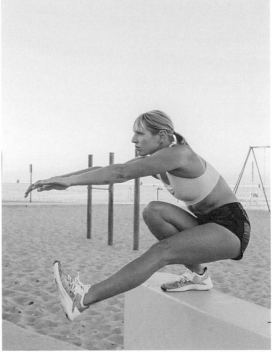

- 臀部向後推，身體稍微向前傾斜，然後將自己拉回到初始位置。如果你前伸的一條腿低於踏板也沒關係，繼續練習！

如果需要，可以先握住靠近你的東西，例如鐵桿、門框、或者把手放在牆上幫自己一把。繼續練習直到完全不需要樵扶任何東西。

每一腿每回完成五次單腿高架深蹲，並各做三組。

負向單腿深蹲 NEGATIVE PISTOL SQUATS

負向單腿深蹲讓你愈來愈熟練這個訓練並有效增強你的力量。

- 將雙手臂伸出在你的面前，以單腿站立然後將你的另一隻腿伸直。
- 臀部往後並緩慢坐低，直到你的臀部幾乎觸地。動作盡量的慢，能撐在十秒或更長的時間最好。

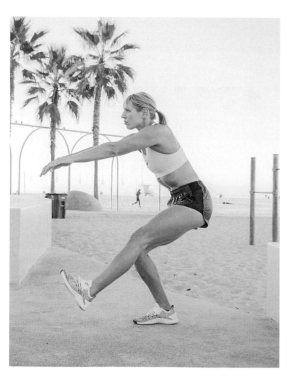
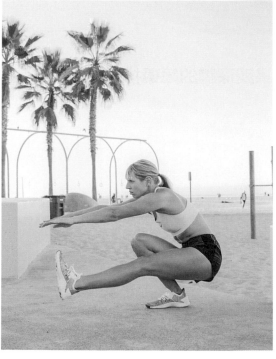

- 將另一隻腿放下踩在地上，然後以雙腿站起來。

每單腿各完成五次半型單腿深蹲，各做三組。

全套單腿深蹲 FULL PISTOL SQUATS

準備嘗試全套動作了嗎？太棒了！你是個狠角色，即使只是嘗試也很不簡單。

- 將手臂向前伸，然後以單腿站立，另一腿向前伸直。臀部向後推，並盡可能往下坐，愈低愈好，讓臀部幾乎觸及地面。你也可以要將體稍微前傾來維持平衡及好的動作。
- 一旦蹲到最低的位置，請停頓一下，然後利用核心的力量並同時夾縮臀部，用原蹲下的單腳站起。

隨著你單腿深蹲的動作愈做愈好，請繼續調整蹲起時的身體姿態，並努力控制站起來時的衝力。達到單腿連續完成五次單腿深蹲，並各別完成三組。

全套單腿深蹲並不容易。如果你可以做到，或者愈來愈接近這個目標，你一定要為自己的強大而感到自豪！

單腿深蹲的障礙排除

當你做單腿深蹲的某個動作環節出現問題，以下將介紹一系列的訓練動作可幫助你加強所需的能力。請記住要對自己的進步保持耐心，要多久可以完美的單腿蹲起具體取決於你開始練習的狀況，雙腿各別都做到是需要一些時間的，最重要的是，你要始終如一地持續練習，千萬不要放棄。

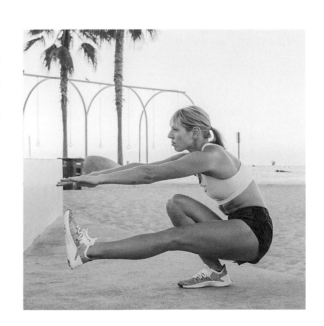

滾背倒箭運動 CANDLESTICK PISTOL ROLLS

滾背倒箭運動是一組帶有動能的動作，對於一些人比起專注於不同難度較靜態的深蹲訓練能更快的幫助他們實現單腿深蹲。

- 雙腿站立，蹲下，向後滾動，背部抬高同時將雙腿向空中抬高垂直如燭台。嘗試保持膝蓋盡量筆直，腳尖往頭部方向回壓，利用核心的力量維持一段時間。
- 利用動能坐起時彎曲單腿膝蓋，並迅速將讓其中一隻單腳降低到地面，並接觸或幾乎接觸臀部。持續利用翻滾的動力，向前傾斜你的身體並站起來，保持剛才較接近臀部的一條腿在站起時盡可能的伸直。
- 立即將雙臂抬高到空中，另一隻腿抬高。
- 另一側重複整組動作。盡量或逐漸減少雙手的輔助。

初學者的變化：為了使此練習更容易掌握，可在高腳墊或沙發等較高的表面上滾背，或者簡單地用雙腳代替單腳站起來。

每條腿做五次滾背抬腳，各完成三組。

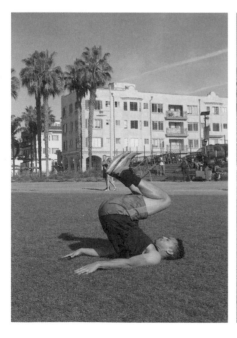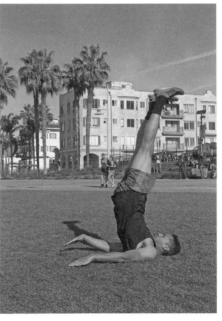

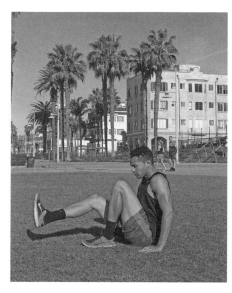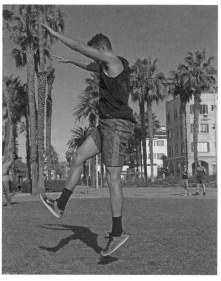

臀屈肌三點移動 HIP FLEXOR TRIANGLES

如果你做單腿深蹲時腿部無法支撐蹲坐的身體及前伸的大腿，則可能是因為臀部的臀屈肌無力。臀屈肌三點移動可以增加髖屈肌的力量。

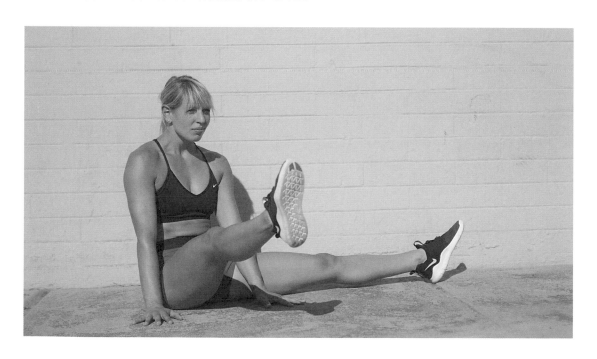

● 坐在地上雙腿張開並伸直如跨坐，雙手放在前面的地板上。
● 保持雙腿盡可能筆直，將其中一腿抬離地面並盡可能將其抬高。
● 將抬高的腿往身體的中線移動。
● 高舉在中線位置的腿放低，但不要完全接觸地板，然後再移動到最初的位置，是為一次。

每條腿做十到十五次為一組，各做三組。

其他障礙排除訓練

● **配重訓練。**
　單腿蹲可利用在胸前提重的方式讓單腿蹲的進步更加輕鬆快速。試著在站立動作或是半蹲時在胸前握住 5 到 10 磅的重量，來幫助你達到完美的單腿深蹲。
● **雙人雙腿。**
　找一位夥伴一起練習。與夥伴面對面站立，拉著夥伴的雙手並相互將雙臂伸直在面前。兩個人同時放低身體，然後利用彼此的體重互相幫助，讓自己越過障礙。

其他下半身強化訓練

　　儘管專注於基本的徒手深蹲和單腿蹲，可以使腿部結實有力，但是毫無疑問的，你會想要做一些不同的腿部鍛鍊來增加力量，超越自己的高原，或者讓訓練增加一些變化。

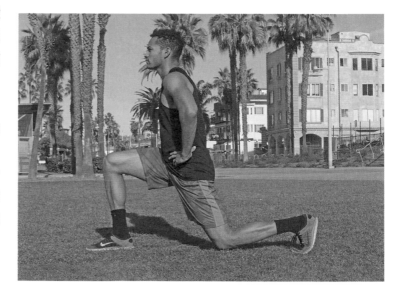

　　以下的練習都是增強下半身力量的絕佳選擇。而且，這些練習中的每一項不但可以僅利用自己的體重來完成，也可以增加各種重量，如沙袋、壺鈴、

或者僅僅是裝滿重物的背包都是完美的選項，使其訓練更具挑戰性。

弓步深蹲 BACK LUNGES

- 從站立開始，將一隻腿向後退一步，呈弓箭步姿勢，往下蹲至後腿及地。
- 恢復站立時，保持核心穩定，軀幹直立。

保加利亞分腿蹲 BULGARIAN SPLIT SQUATS

- 兩腿分開站立，一腿向後抬高輕踩在箱子、長凳或後方凸起的地面。
- 將前腳保持在地面上，穩定核心，肩膀向後，然後彎曲前腿膝蓋，讓後腿膝蓋接近地面。
- 站起來時擠壓臀部，並利用核心力量穩定身體直到完全站起。

兩側重複數次。

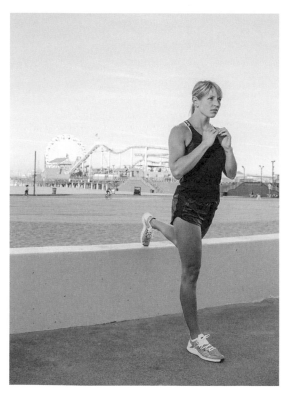
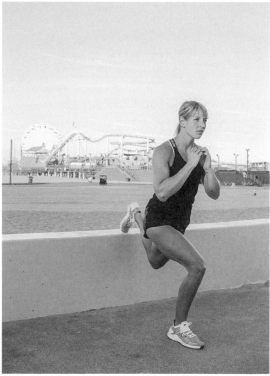

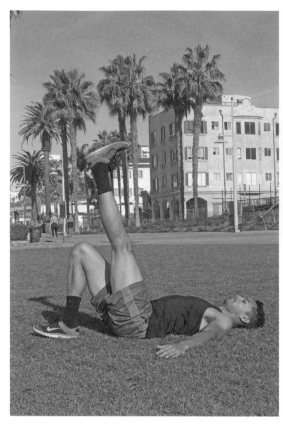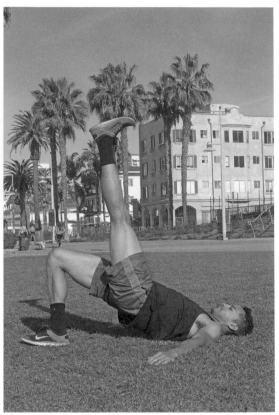

單腿橋式 CANDLESTICK HIP BRIDGES

● 仰臥，將膝蓋彎曲，雙腳同時踩在地板上。

● 將一隻腿往天空方向抬高，穩定的利用你的核心，然後擠壓臀部肌肉時將臀部盡可能
　地抬高。

● 慢慢地放低身體，兩側都同樣的完成數次。

側弓步 SIDE LUNGES

● 雙腿站立，寬度要比臀部略寬如同跨騎的姿勢。腿越長，你需要分腿站立的越寬。

● 向左腿傾斜，盡可能向下彎曲，同時保持核心和胸部向上。

● 你的目標是將腿筋（腿的後部）接觸小腿，如果你還沒有辦法做到，不要擔心，持續
　練習。

● 站起來時擠壓臀部，然後向右腿傾斜。試著讓你的上半身一直保持直立，並利用核心保持身體的穩定。

如果在進行這項訓練時無法保持平衡，可扶著前方的堅固物體，如椅子或長凳，也可以使用 TRX 的吊繩，這個運動會為你的肌肉增加記憶。

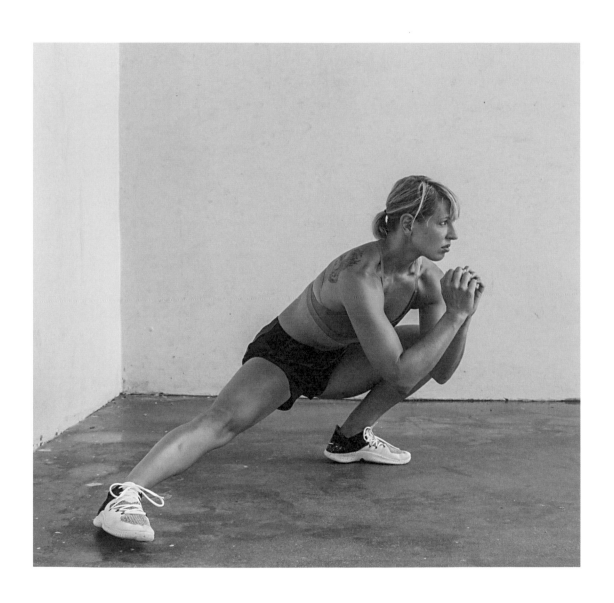

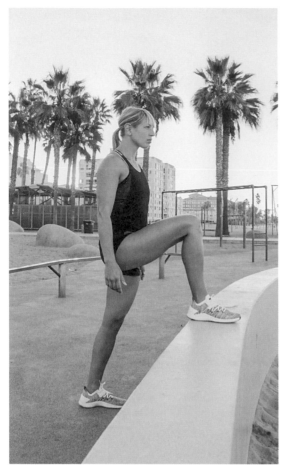 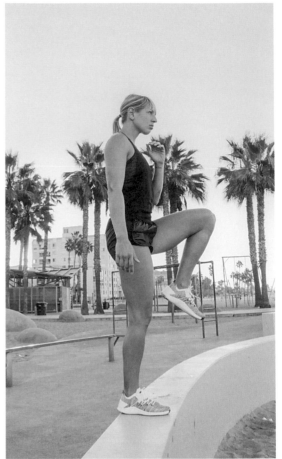

登階運動 STEP-UPS

- 準備一個彈跳箱，長凳或結實的高架平面，站在其前方然後先用左腳踩到平台上，立即跟上右腳。
- 擠壓臀部肌肉，保持核心穩定出力。
- 你的雙腳站立在平台時應是筆直或略微彎曲。
- 左腳退後往下踩一步，然後跟上右腳。

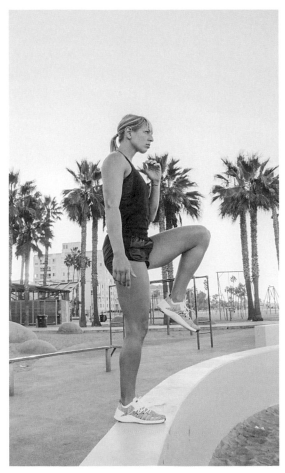 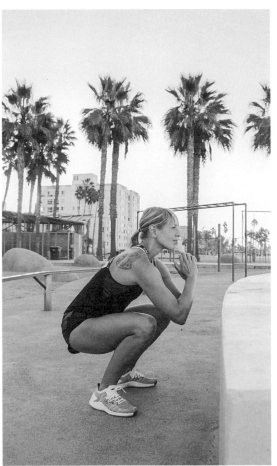

登階後蹲步 SQUAT STEP-UPS

- 準備一個彈跳箱，長凳或結實的高架平面，面對它，雙腿站定。
- 一隻腳踩在平面上，然後跟上另一隻腳。
- 單腳退後一步往下踩，跟上另一腳，然後立即蹲下。
- 站起後，重複另一條腿。

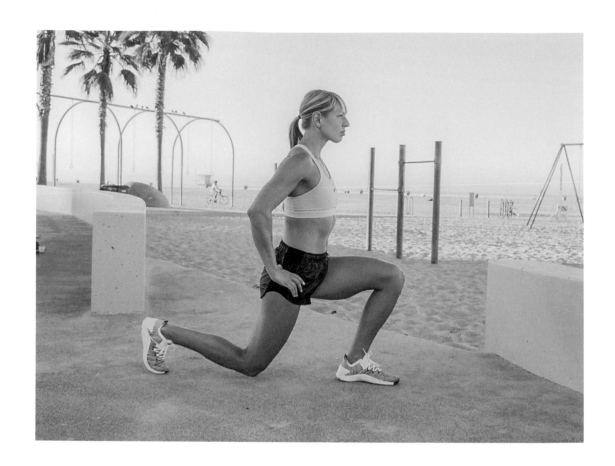

行走弓步蹲 WALKING LUNGE

● 從弓箭步或幾乎接觸地板的弓步姿勢開始,如果你在堅硬的表面,如混凝土地板上練習,請不要讓膝蓋磨擦地面!

● 在不停頓的情況下,交替雙腿做弓步蹲,使你的雙腿一步步的向前移動。前腳的膝蓋不要往前推,而是啟動髖關節讓整個身體往下降,而不是由膝蓋來彎曲。

● 當你繼續交替移動雙腿並向前移動時,保持胸部挺直,肩膀後拉。

下半身增強式訓練

下半身增強式訓練法請參閱第 146 頁開始的說明。

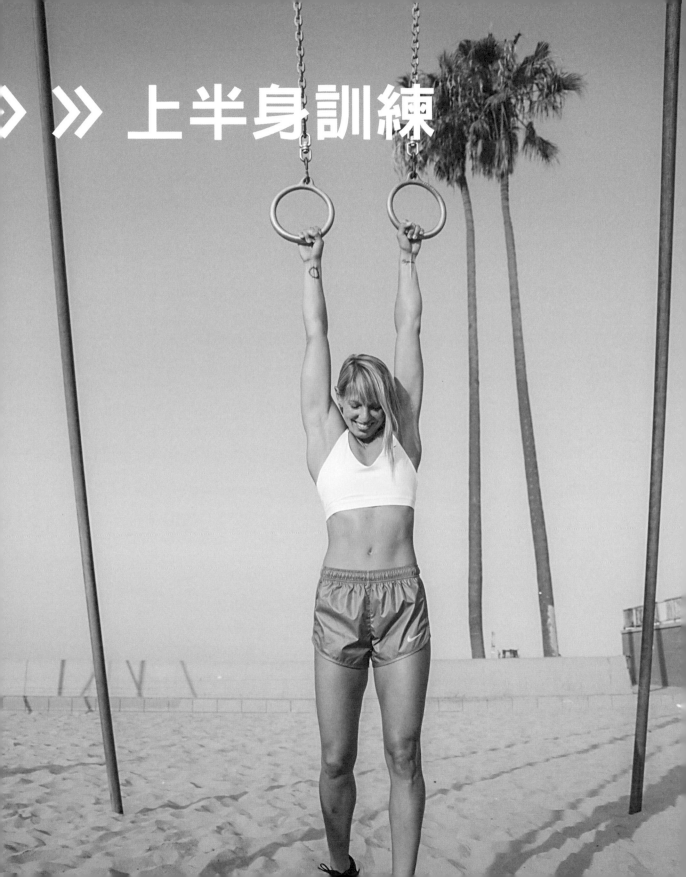

引體向上：釋放你的超內力

我知道有些人一定在想：我怎麼可能做得了引體向上，除非有一天我不由自主的變成超人，否則我永遠都不可能做到。

事實上，你可能是目前無法做到引體向上的大多數人之一，然而，想要征服這個動作，要克服的精神疑慮卻大於體力問題。或者，至少這是你長期以來沒有做成引體向上的長期原因，體力反而是一個短期因素。

大多數人，尤其是女性，認為自己永遠做不到引體向上。換句話說，他們相信這在生理上是做不到的。實際上，甚至《紐約時報》曾在一篇報導中刊載，女人（和某些身材的男人）沒有能力做引體向上。早在 2012 年，該報就發表了一篇題為《為什麼女人不能做引體向上》的文章，這篇文章激怒了很多人（包括我）。更糟糕的是，這使那些體能不錯但暫時無法做引體向上的人更加認為他們永遠也辦不到。

這篇文章是根據美國俄亥俄州戴頓大學的一項研究，該校的運動研究人員至少找了 17 名一次引體向上也做不到的的女性，讓她們進行了三個月的舉重訓練，當時他們給這些參與實驗的女性每週三天的訓練，主要在增強手臂和背部的肌肉。三個月的訓練結束時，只有四名女性成功的做出引體向上。研究人員得出的基本結論是：女性（以及某些男性，尤其是那些身高較高且手臂較長的男性）不利於做引體向上，因為他們的身高和 / 或體內的脂肪比例較高。

但是，無論你是男是女，年輕或年老，運動老手還是健身新手都不應該僅僅因為《紐約時報》的這篇報導，你就不再嘗試引體向上的訓練。

事情是這樣的：引體向上和其他難度高的健美體操都需要花時間來打造肌力，優秀的體操運動員們努力訓練了多年以增強力量並完善其動作，為什麼一般的非精英運動員應該期望比他們有更快地時間呢？

研究中的女性，很可能沒有足夠的時間或正確的鍛鍊方式來增加適當的肌力做到引體向上，這很可能是實驗的誤區。如果你從來沒有做過引體向上的運動，要在兩週內達成的

確不太可能。但是，請持續一些時間來建立堅強的肌力，就算年紀大了也有機會將頭拉過
槓桿水平的。

為什麼你應該學習引體向上

毫無疑問，引體向上是上半身訓練的聖盃。這個動作可能一直是我最喜歡的徒手訓
練，而且我並非孤芳自賞。

話說，在我過去的大部分時間也像許多人一樣，一個引體向上也做不了，然後說：
「哎呀，其實我連一個標準的伏地挺身也做不到，我當然是個引體向上運動悲觀主義者，
如果要我運動個一兩年還要使用輔助性的方式才能做一次，那我也不需要浪費這些精力去
嘗試，我當然討厭這個訓練。」然而，我現在已經變成什麼樣子也很容易看得出來。

因此，如果你仍然認為自己永遠做不到，請重新思考。按照本章中介紹的漸進式訓練
持續下去，你會擁有完成一次、兩次引體向上的力量，甚至是 10 或 20 次。一旦你達到這
個目標後，你一定可以繼續進行更酷的鍛鍊，例如單臂引體向上和暴力上槓 Muscle Up。然
而，要變得足夠強大到可以進行更高級的訓練，首先的條件就是打好基礎。

接下來就是你要前進的方向。你將逐步的打造自己強大的體能，最終成為上槓的大
師，不但擁有強壯的上半身，還會讓你的朋友驚艷不已。

吊單槓 FLEX HANGS

當你開始接觸引體向上的相關訓練，你需要增強背部、手臂、核心的力量，並增強握力，
而吊單槓就是最好的方法。

- 踩在長凳或椅子上，讓你的胸部位置抬高至單桿的高度，然後只需要握著並撐住。
- 一開始你可能會希望用反掌握桿（掌心朝自己），一旦習慣了這種握感，請嘗試切換
  到正掌握桿（掌心朝外）的方法。

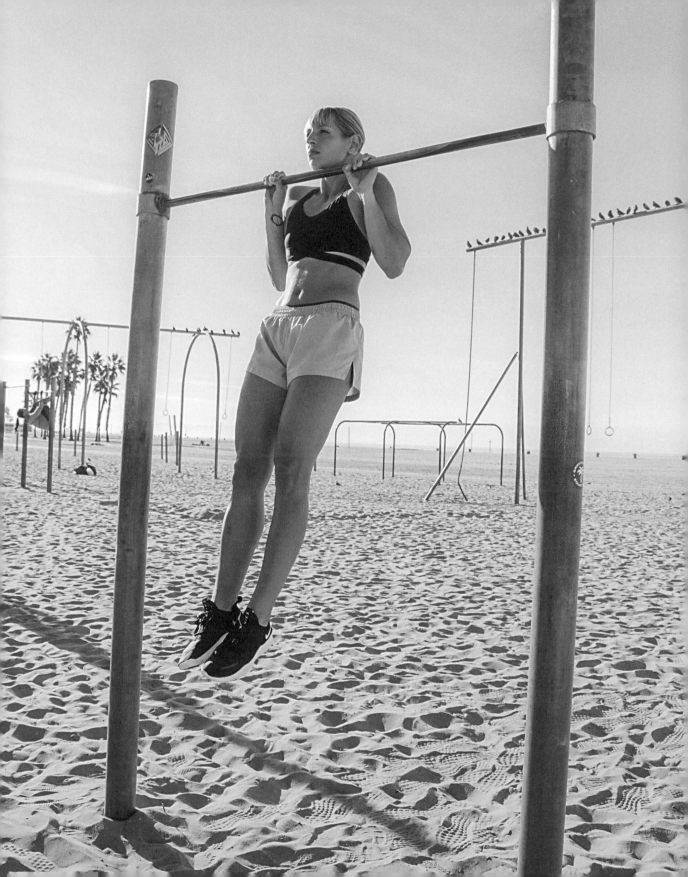

● 當你堅持吊在槓上時，注意請將肩胛骨收緊在一起並使用腹部的核心力量，每一次吊
單槓時要掛住至少十秒鐘。

提示：如果你做引體向上已經有一段間停留在一定的次數，吊單槓可以幫助你突破自己
的高原。 嘗試在引體上拉的訓練結束時添加數次吊單槓的動作，假以一段時間你會看
到自己能變得多強壯！

反向划船 BODYWEIGHT ROWS

如果你覺得自己當前最大的弱點就是力量不足，那麼反向划船（也稱為反向伏地挺身
reverse push-ups 或澳式引體向上 Australian pull-ups）是解決此問題的好方法。

做這個動作，可以在戶外找一個高度及膝的雙槓，一個雙槓撐體架或一個帶有可調調整高
度槓鈴的深蹲架。你也可以使用體操環或 TRX 進行操作。請注意，支撐物的不穩定性會使
練習增加困難度。

● 躺在雙槓下，雙手握住雙槓的各一邊，雙臂伸直，雙肩躺在地上。

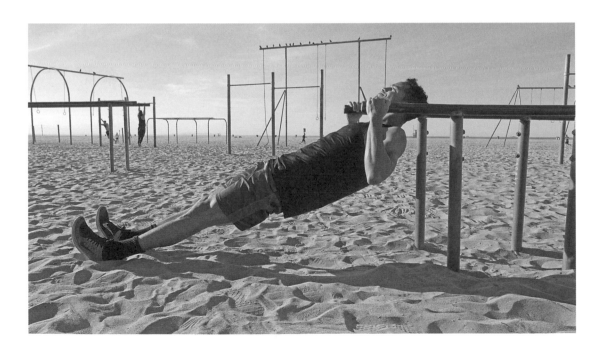

- 拉直雙腿，吸氣並鞏固核心（肚臍不往內縮，也不向外推。想像當某人試圖要重擊你的腹部時，你會吸氣，然後繃緊腹部的肌肉來迎擊的感覺），並將肩膀往後（縮肩胛骨）及往下沈。
- 手掌相對，握住雙槓抬高自己的身體，並盡量將胸部拉高接近雙槓。如果太難了，可將膝蓋彎曲，但是要把放在腿部的力量盡量減少，盡可能地依靠上身的力量將胸部拉向雙槓。

一旦你能順利及舒適的做到這個訓練動作，可以練習改變雙手的握法，讓手掌背向自己握桿。

仰臥懸垂臂屈伸訓練每組做十到十五次，並完成二組。

跳躍引體 JUMPING PULL-UPS

如果你做不了引體向上，但是反向划船和吊單槓的練習對你來說已經太無趣了，就嘗試跳躍引體吧。

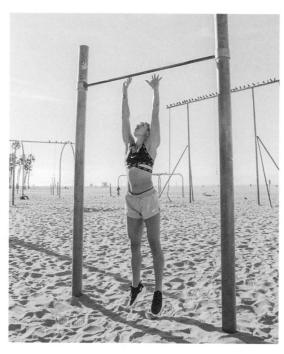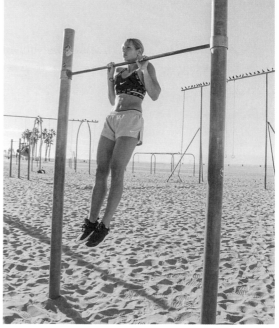

- 站在單桿的下方，單桿要伸手也不輕易搆到的高度，然後輕輕地跳起來，隨即將自己的頭部拉高到單桿上。
- 為了讓這個練習更加有效，請嘗試緩慢的離心運動，即盡可能慢地放低你的身體。

如果你使用的是門桿臂力器引體向上拉桿，這個高度雖然偏低，你只需要彎曲膝蓋就可以獲得一樣好的效果。

跳躍引體每組做八至十次，並完成二組。

彈力繩協助引體向上 BAND-ASSISTED PULL-UPS

利用彈力帶協助引體向上可以做為訓練過程的一個額外選項。這個動作對於打造肌力及其他進階訓練都是很好的方法。

彈力帶非常有助於補強引體向上動作所需的力量，利用彈力帶練習的同時可以讓你完整的操練引體向上的動作細節，又能同時減輕一些自己的體重，從而使這個訓練更加輕鬆。彈力帶甚至可以協助沒有經驗的人練習引體向上，對建立自信心有很大的效果。彈力帶的使用還可以讓你從一次或兩次的上拉能力，增加到五次到十次甚至更多。

我將彈力帶協助引體向上列為額外選項的原因（非課表的必要動作），主要是一旦用過彈力帶，人們有時會一直執著於它，不想去嘗試最純粹的訓練，所以如果你選擇在訓練中加入了彈力繩協助引體向上，我會強烈建議你一定要將其他訓練法結合進行。這樣一來，你不僅可以一方面增強肌力，一方面還可以強化自己的思維，努力的去嘗試純粹的引體向上。

你可以利用任何一種彈力帶來協助自己至少完成幾次引體向上。當動作變得愈來愈容易時（會的，只要你練習的話），首先請增加你的次數，然後自我升級改用磅數較輕的彈力帶。如果你沒有彈力帶，網路商店提供許多價格非常合理的選擇。

進行彈力帶協助引體向上的練習前需要將彈力帶套在拉桿上：首先把彈力帶的一端打結成環狀，繞過拉桿並套住後，請確認拉扯時彈力環是牢固的。用手掌向前抓住槓桿，並將雙

腳踩在彈力帶的下緣；肩膀向後並向下沉，收緊核心；然後將胸部拉向橫桿，然後再慢慢放下。

練習時最好兩種握桿的方式（正手握至反手握）都做，你可以從反手引體開始，這對大多數的人來說相對容易。

注意：當你吊單槓或引體向上的訓練有一些進步，而且己經不需要輔助器材時，可以利用彈力帶幫助你在引體訓練中克服不可避免的高原期（瓶頸）。當你使用的彈力帶讓你能做到十個或更多的引體向上，那就是該換一條磅數小一點的彈力帶了。

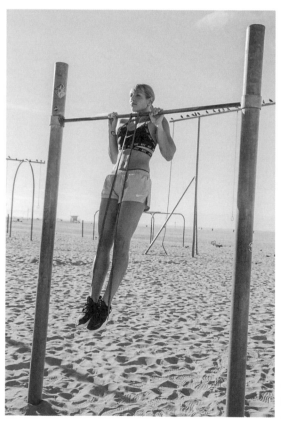
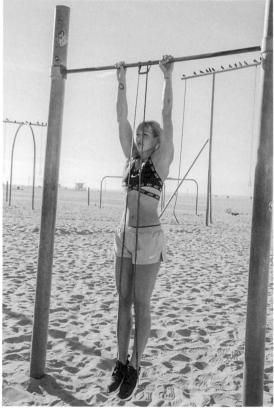

反手窄握引體向上 CHIN-UPS

大多數人認為將手掌朝後（向著自己）的姿勢做引體向上時比較輕鬆。這是因為反手向上時主要使用二頭肌的力量，而二頭肌是多數人幾乎天天用到的肌肉，因此自然比背闊部和三頭肌強壯（這些是當正手寬握單槓做引體向上時主要用到的肌肉）。

- 用雙手反握單槓將身體吊著，核心含著力量，雙腳稍微的懸在前方。
- 如果你的肩膀或肘部以前曾受傷，一開始可能要讓手肘略微彎曲；否則請將手臂完全打直。

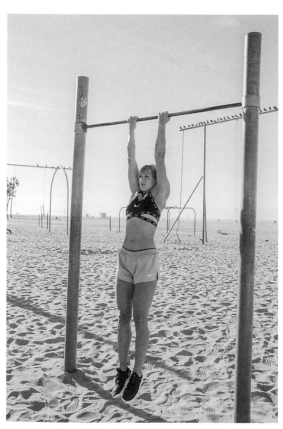
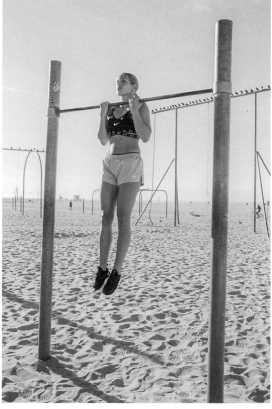

● 調整雙肩向後及向下，縮緊核心，然後將自己的頭部拉高超過單槓。
● 將身體放低時保持一些控制力，不要撲通的放下身體，以免造成肩膀不必要的傷害。

正手握引體向上 PULL-UPS

對於大多數人來說，將雙手手掌朝前握桿做引體向上比反手拉抬身體要困難得多，因此，如果你可以連續進行多個反手引體卻還不能完成正手握引體向上，請不要感到氣餒 。繼續練習反手引體及正手握（手背向著自己）的跳高引體向上，配合負向運動（慢速下降），假以一些時間和耐心就能完成正手寬握引體向上。

● 握住單槓時將雙臂稍微張開，掌心朝前。
● 在做引體向上時，切記要保持核心收緊，然後想像著要將胸部接觸到單槓上（而不僅是將下巴拉到槓鈴上），然後背肌往下壓。

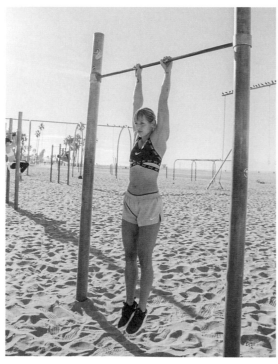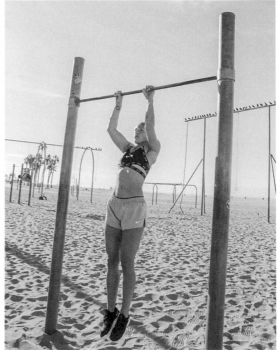

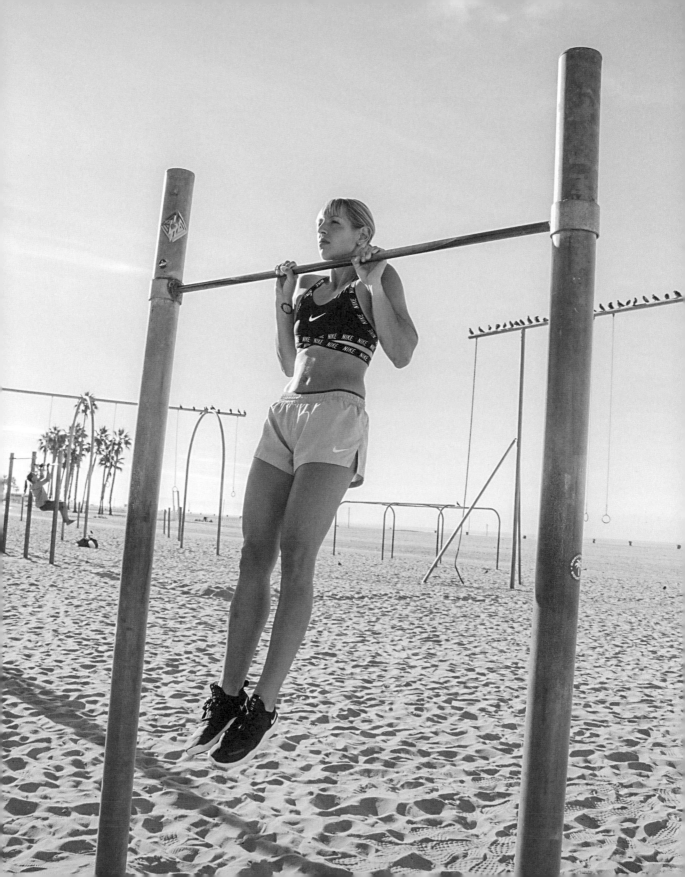

懸掛式沉肩

引體向上動作最常被乎略的部分是動作的一開始，也就是當靜止懸垂時就要使用你的肩胛肌接著是闊背肌。你可能看過有些人會加強在曲臂的引體向上訓練，動作進行時其手臂一直保持彎曲，從不完全伸直，當訓練者曲臂來回上拉時，就在加強訓練肩胛肌及闊背肌，而曲臂引體向上在上拉時較為輕鬆，所以只算半套的引體向上。總之，在訓練過程中加入懸掛式沉肩對肩胛肌及闊背肌的訓練有絕對的幫助。

操作這個動作時，握住槓桿將手臂完全伸直懸吊在桿子上。身體放輕鬆維持手臂不動，肩胛骨向下拉動，同時保持身體不動，堅持片刻後放鬆。這個訓練重點在控制，肩部下沉是很細微的動作，放慢則有助於背部控制。

引體向上訓練前先做兩組懸掛式沉肩，每組十到十五次，用以增加肩胛骨位置的力量。

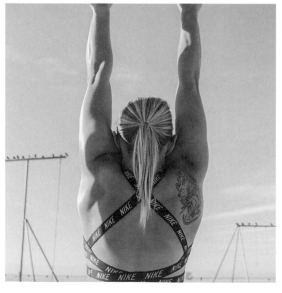
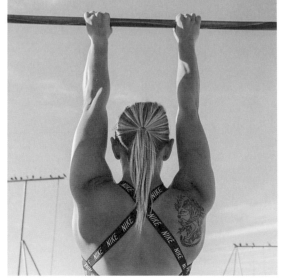

伏地挺身：最被低估的，最有功效的上半身運動

在這個重量訓練與器械運動流行的時代，伏地挺身這一項動作訓練的好處被大大低估了。許多傳統的舉重運動員認為他們已經強到不必做伏地挺身，而肌力較差的運動員則覺得這個動作的難度還沒有辦法嘗試。

迄今為止，伏地挺身是同時鍛鍊手臂、胸部、背部和核心肌肉的最佳訓練之一。利用伏地挺身達到最佳健身效果的關鍵在於不斷要求自己嘗試更困難的版本，不斷挑戰身體來達到更高的強度。

從任何適合你肌力水平的動作開始，完成至少兩組，各十五次練習，然後再進行下一個訓練動作。

上斜伏地挺身 INCLINE PUSH-UPS

許多人本能地用屈膝及地的方式做為伏地挺身的進入版，但我更希望你將雙手放在高架的平面上進行全形的伏地挺身。主要有兩個原因：

● 它更好地模擬了伏地挺身動作的完整性，讓訓練者使用伏地挺身都會用到的相同肌肉。
● 上斜伏地挺身讓你更容易評估進度，練習過程只要平面越低困難度就越高。

訓練方法：
● 站在一個架高的平面前，例如廚檯、桌子或長凳，然後將雙手放在平面上呈伏地挺身的姿勢。
● 雙肩推高並收縮核心，往下推時將臀部夾緊直到胸部幾乎觸碰平面。
● 你的手肘靠近肋骨或稍微張開，但盡量不要外旋成雞翅狀。

● 雙臂上推、核心用力直到肩胛肌推至最高位置。

高架的平面愈低，上斜伏地挺身的強度與困難度愈高。

完成二組各十五次的上斜伏地挺身，隨著能力的增強降低平面的高度來持續進步。

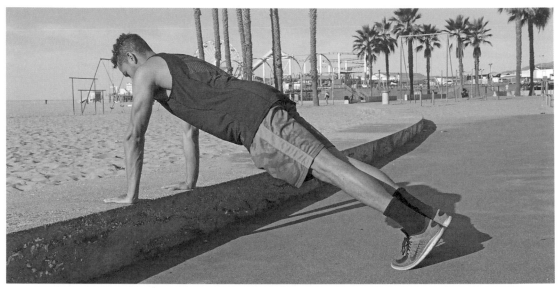

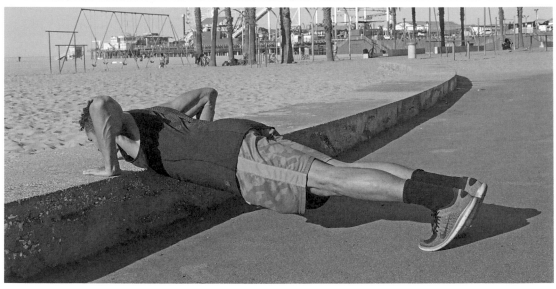

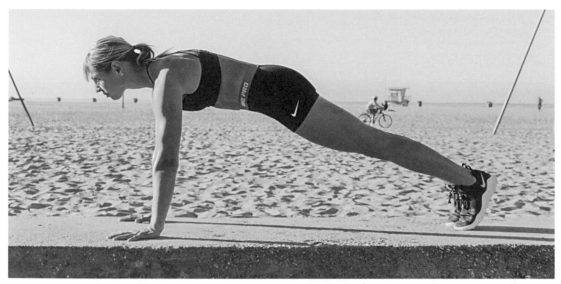

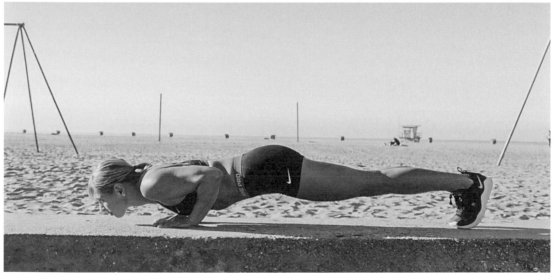

伏地挺身 FULL PUSH-UPS

- 伏地挺身的準備姿勢：將手掌及腳尖四點平放在地板上，用意念全力推高肩膀、縮緊臀部並盡可能地將核心收緊，讓身體呈一直線。
- 將手肘靠近肋骨，身體直直放下至到胸部距離地面的不超過一顆網球的高度。

- 如果你還不能將身體放到那麼低，請不要氣餒 -- 在我們進步的過程中，伏地挺身是難度較高的一項訓練，即使是自認為強壯的人，一開始也可能會遇到麻煩。
- 當你向後推背時，切記將肩膀推到最高點，然後重新降下身體。

完成兩組各十五至二十次的伏地挺身。

不對稱伏地挺身 UNEVEN PUSH-UPS

伏地挺身從雙手練習到能做到單臂支撐就是很大的進步，所以這類不對稱的徒手動作就成為主流的訓練之一。動作的設計目的就是讓你幾乎只能依靠一隻手臂的力量。

練習不對稱伏地挺身還有一個紅利，就是可以幫助你矯正可能的肌力不平均現象，例如右臂比左臂強壯，其實這是很常見的，所以如果發現你自己就是左右不平均，就不要太擔心了 -- 單手及不對稱的伏地挺身法有助於找回平衡的身體。

不對稱伏地挺身需要利用某種塊狀器材（例如瑜珈墊）或球類（例如籃球或藥球）。選擇球的好處是它很方便左右移動，額外的加分項是這個動作看起來特別的帥氣。

- 準備時，身體俯撐作伏地挺身姿勢，用一隻手放在球或方塊上。

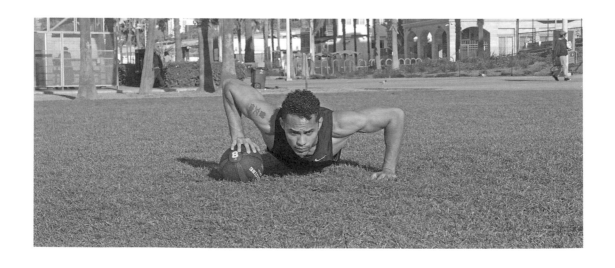

- 將身體壓低使胸部幾乎接觸地面，同時盡力將重力放在撐地的手臂。
- 把身體撐高。

每一側做兩組，每組各十次的不對稱伏地挺身。

射手伏地挺身 ARCHER PUSH-UPS

如果你的訓練目標是單臂伏地挺身，在不對稱伏地挺身掌握的得心應手時，就邁進到射手伏地挺身吧，這是你提高單側手臂力量的另一種超級訓練。

- 準備伏地挺身的姿勢，手臂向兩側打開伸直，手掌與手臂為一直線，與身體互相垂直。
- 收緊臀肌和股四頭肌（大腿前側的肌群），撐起核心，不要讓臀部往下垂或翹起來。
  彎曲一隻手臂並放低身體，直到你的胸部幾乎接觸地面，同時保持不動作的手臂盡可能伸直。
- 往回推，然後向另一側重複動作。

兩側來回各做十次射手伏地挺身，並完成兩組。

提示：開始做射手伏地挺身的練習時，可以利用上斜伏地挺身的方法，將雙手放在比地平面高的平台上，以便成功掌握這個動作。

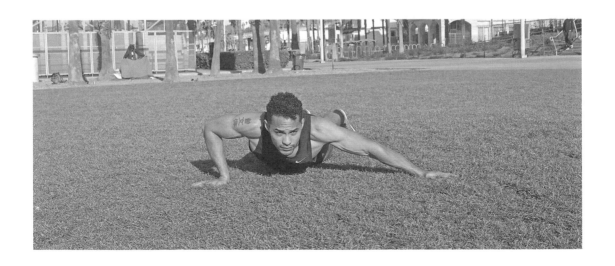

單手伏地挺身 ONE-ARM PUSH-UPS

毫無疑問，單手伏地挺身是無比強悍的訓練法，因此，即使你只做了一次也應該為自己感到驕傲。

- 準備伏地挺身的姿勢，將一隻手放在背後，另一隻手撐在地上正好在你的胸部下方。
- 稍微張開雙腳，可以增加身體的平衡。
- 使力的單側肩膀伸直，收緊你的核心接著將身體盡可能地降低，然後再向上推。

每一側各做五次單手伏地挺身，並完成兩組。

很酷的伏地挺身變化

實際上，伏地挺身訓練方法有太多種組合。如果你曾經看過高級柔軟體操及極限運動員所做的各式伏地挺身，就是如此精彩的場面。

只要你可以掌握雙手的伏地挺身，就可以開始試著做單手的變化，並繼續嘗試不同的伏地挺身訓練，混合在你的課表中。發揮想像力吧！

以下是我最喜歡的伏地挺身變化式：

鑽石伏地挺身 DIAMOND PUSH-UPS

鑽石伏地挺身訓練強化三頭肌，讓人看起來夠酷。

- 將雙手置於胸前，食指和拇指相抵，形成一個像鑽石的菱形，準備好伏地挺身的姿勢。手指可互相觸摸或幾乎碰到。
- 降低身體高度時，請將肘部盡可能地靠近身體，最大程度地啟動三頭肌。
- 收緊核心，協同肩部的力量將身體往上推到最高。

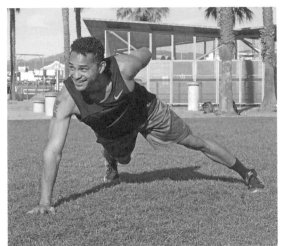
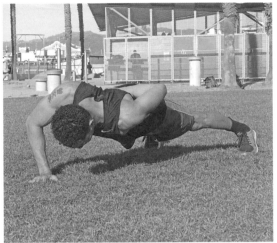
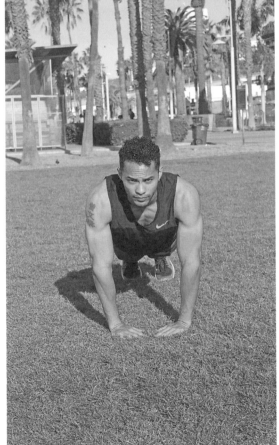
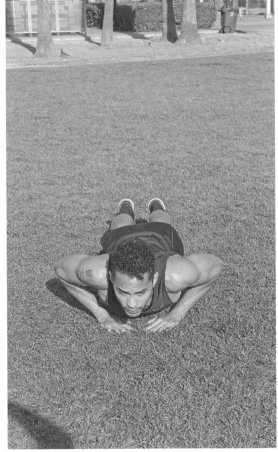

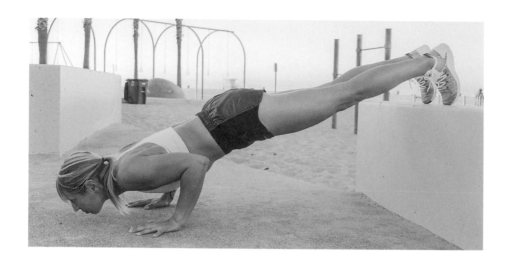

下斜伏地挺身 DECLINE PUSH-UPS

● 將雙腳放在較高的平面（如樓梯或一個綜合體能跳箱），降低身體高度呈平板式動作，然後伏地挺身。

● 雙腳所置的平面愈高，訓練的挑戰度愈大。

壁虎式伏地挺身 REPTILE PUSH-UPS

● 準備好雙手伏地挺身的姿勢，收緊身體肌肉。

● 抬起一腿朝向同側手肘，此時胸部會接近地面。

● 將上半身推回伏地挺身的起始位置，抬高的腿踏回地面然後換邊。

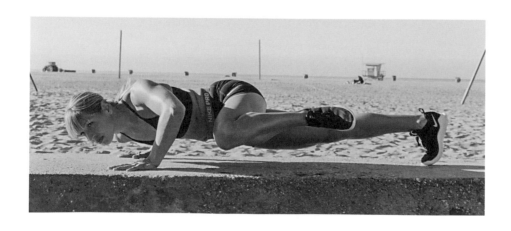

俯沖式伏地挺身 DIVE BOMBER PUSH-UPS

● 雙手及雙腳觸地，臀部向天空抬高，呈瑜珈的下犬式。

● 將手肘彎曲將身體向下帶，手肘則隨動作朝外闊，此時身體往前移動、胸部接近地面，再將手臂打直做一個上犬式，動作進行時身體及雙腿都不接觸地面。

● 再將手肘彎曲，把上胸帶向地板方向，臀部往天空方向抬起回到一開始的下犬式。

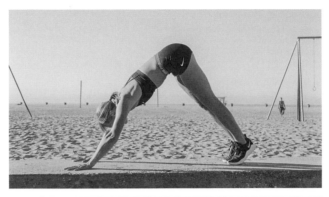

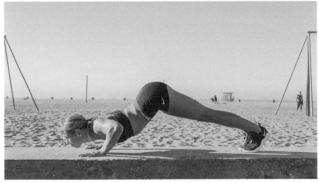

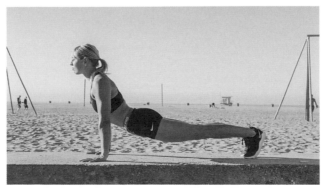

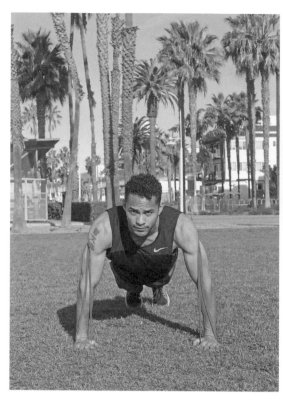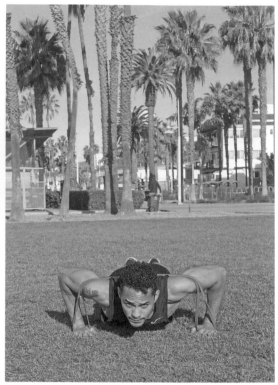

輔助阻力帶伏地挺身 BAND-RESISTED PUSH-UPS

進行伏地挺身練習時加入彈力帶產生更多的阻力，可以為這個訓練提高挑戰度。或許你已經有一段時間受限在伏地挺身的固定次數，而這是一個非常好的方法讓你的訓練成效推昇到另一個高峰。

- 彈力帶打結成環狀，將平行的兩端旋轉半圈呈 X 型，兩手各抓住一端，彈力帶要繞過後背並經過上臂的上方。
- 雙手撐地時彈力繞在肩膀的正上方，呈伏地挺身預備姿勢，雙臂靠近身體兩側。
- 把胸部放低到接近地面，注意保持身體為一直線，核心收緊再將身體推高。

增強式伏地挺身 PLYOMETRIC PUSH-UPS

增強式伏地挺身的訓練方法見第 153 頁的介紹。

打造鋼鐵手臂般的臂屈伸運動

　　三頭肌撐體（Triceps Dips）是健身訓練中最好但卻未被充份利用的運動之一，這種打造強壯的上半身的招式能有效地幫助你完成更高級的健美操運動，例如爆力上槓和倒立伏地挺身。

　　比起其他的運動，臂屈伸運動針對增強三頭肌的力量特別有效，除此之外同時還鍛鍊了肩膀肌群的前三角肌，胸腔的胸肌和背部的大菱形肌，此外也強化了你的腹部肌肉來增強核心力量的強度。

　　除此之外，徒手的臂屈伸運動比任何機器輔助的三頭肌訓練能達到更好的功能性肌力適能。無論你目前是什麼程度的健身水平，這些運動都應該成為你訓練菜單中的重要組成。

臂屈伸運動入門

　　儘管許多健身者都熟悉經過改良容易練習的板凳撐體，但大多數人確實並不知道要利用臂屈伸全範圍的運動來增強三頭肌的訓練效果。接下來幾頁介紹的進階訓練法則會陪你安全地打造超強的肌力。

　　挑選適合你目前肌力水平的招式開始。不論你的進度到哪裡及接著要挑戰什麼的訓練，每種動作都希望能夠俐落的完成 10 到 15 次，再繼續下一個進度，當然這並非表示你不能在練習的過程中嘗試更有難度的版本，總之，聰明的運動不要讓任何傷害上身！）。

雙槓正確的間距以及如何避免肩部受傷

　　你可能曾聽說三頭肌撐體會導致肩膀或肩部旋轉肌受傷的風險，所以要避免做這類的動作。但是，人們在三頭肌撐體動作中受傷的主要原因不是訓練方式本身的風險，而是他們使用了不正確的姿勢及對他個人身材而言過寬的雙槓。

実際上，儘管戶外的運動公園和健身房中心架設的雙槓是很棒的設備，不過對於一般人來說可能太寬。如果你在雙槓上做撐體的任何練習時覺得動作很彆扭，或是肩膀因此受了傷，這很可能就是原因。

做相關訓練時雙槓的正確寬度大約是你的手前臂，也就是從手肘到指尖的長度，不能超過這個寬度。提供一個參考：許多公共空間設置的雙槓寬度比大多數人適用的寬度多了 25％！

所以，做三頭肌撐體的練習時若考量安全選擇，不妨利用可調節雙槓或是體操環。

曲膝板凳撐體 BENT-KNEE BENCH DIPS

開始做臂屈伸運動鍛鍊三頭肌的人，板凳撐體是大多數人即熟悉又易入門的三頭肌訓練動作。

- 背對一個長凳或堅固的高架表面，然後將手掌放在身後的長凳或平面上。
- 將雙腿置於身體前方，膝蓋彎曲，雙腳要放在地面上。肩膀向後、胸部挺高，然後微微降低身體使肘部成 90 度角。
- 將身體全力推高，再慢慢回到低位，並重複動作。

曲膝板凳撐體每組做 25 次，並完成二組。

伸腿板凳撐體 STRAIGHT-LEG BENCH DIPS

一旦你的曲膝板凳撐體做得很順，就可以進行伸腿板凳撐體運動了。

- 開始時，你的動作如同曲膝板凳撐體相似的姿勢，只需要將雙腿伸直平放在地上。
- 收緊核心，肩膀向後拉，然後降低身體，使上手臂與地板平行。

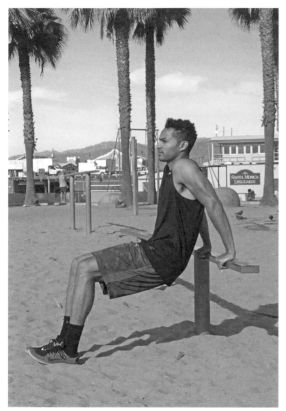
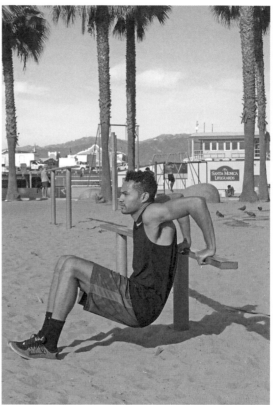

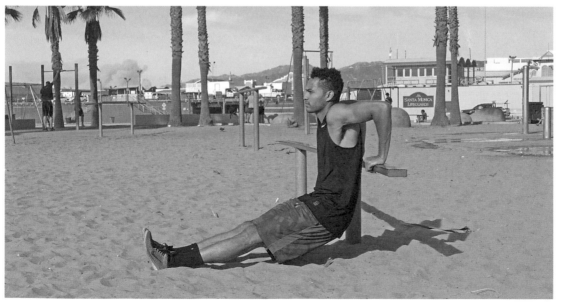

- 將身體全力推高，再慢慢回到原位，並
  重複動作。

伸腿板凳撐體每組做 25 次，完成二或三
組。

輔助式三頭肌撐體 ASSISTED TRICEPS DIPS

下一步的撐體動作要在一支腿的幫助下進
行三頭肌撐體。這個動作的強度比較高，
所以一開始時若對你仍是困難，不用擔
心，透過練習，你的肌力將迅速建立！這
時你需要一組平行雙槓或這一類的器材來
進行練習。

這個動作的開始可以在雙腳的前方放一個
長凳或椅子，並將一條腿放在長凳上，如
果沒有長凳或椅子的作法則可以把一條腿
掛在雙槓（Parallel bars）上，另一條腿則輕輕地放在地面。

- 如果你使用的是長凳，雙臂將身體完全撐高，往下沉時請嘗試降低身體使肘部成 90 度
  角，抬起的單腿則相互輪替。
- 如果你的單腿架在雙槓的某一側，請盡量將身體放得更低一些，如手肘內側已小於 90
  度角，上半身確實的略微向前傾斜，如此可以在加強肩部肌力的同時保護你的肩膀。

輔助式三頭肌撐體每組做 15 次，並完成二組。

彈力帶輔助三頭肌撐體 BAND-ASSISTED TRICEPS DIPS

如果輔助式三頭肌撐體的單腿抬高版本已經駕輕就熟，接下來可利用彈力帶輔助來幫助你
超越自己。彈力帶的磅數越輕，你承受的體重就越重，訓練時感受到的難度就愈高。

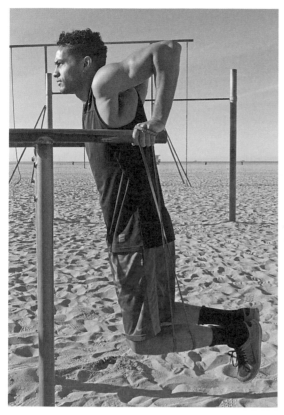 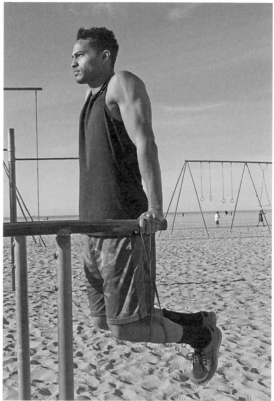

- 彈力帶綁成環狀，一端旋轉半圈後呈一個 8 字，雙手抓住彈力帶的各一端，並將膝蓋放在彈力帶上方。
- 雙臂打直將上身撐高，保持胸部挺高而肩肌向後夾，然後盡可能地降低身體。
- 將自己推高到起始位置。

最大運動幅度三頭肌撐體 FULL RANGE OF MOTION TRICEPS DIPS

- 最大運動幅度的三頭肌撐體需要較高的雙槓，或者準備一組健身槓架。人站於雙槓的一端，雙手抓住槓架。
- 用肩部肌肉推高身體，隨時保持核心收緊，同時保持胸部挺立並略微前傾。
- 當你降低身體高度時，可以交叉雙腿也可以使其伸直，讓腿部稍微垂掛在身體中線的前方並遠離地面。

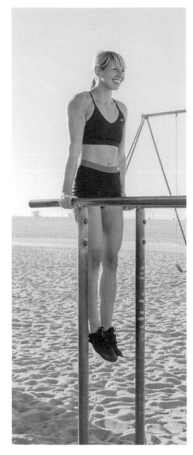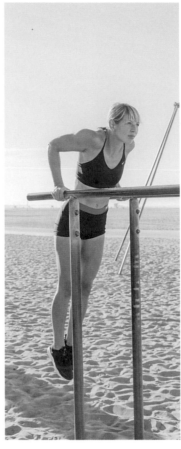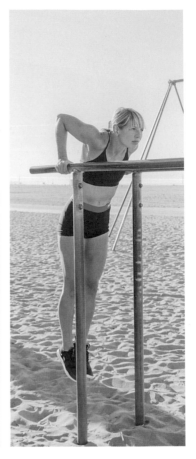

教練之間對於撐體動作時腿部合適擺放在哪個位置一直存在爭論，無論如何，直腿版本被一致認為能最大程度的保護肩部，減少受傷的姿勢。因此，如果進行這個動作時只要有足夠的空間，請盡量嘗試直腿版。

做最大運動幅度的三頭肌撐體，目標是嘗試讓肘部在下降階段至少呈 90 度角，但是，請不要限制在這裡，你的最終目標是讓身體下降的更低，能夠低到槓桿接近你的腋窩處然後再往上推。

雙槓替代品

　　沒有雙槓或多功能徒手訓練雙槓撐體器？你還有很多方法可以鍛鍊三頭肌及撐體動作，需要的只是一點點創意。以下是嘗試三頭肌撐體，直膝舉腿支撐（L-Sit）和其他傳統雙槓訓練的幾種設備替代品：

- 將兩個凳子或高腳椅放在一起，就是撐體設備了，然後將你的雙手放在椅子上施力。
- 如果你的廚房有兩個垂直且距離合宜的流理檯，則可以將流理檯的一角做為撐體的平台。你也可以利用單邊的流理檯做三頭肌撐體，背對著檯面，雙用撐在流理檯上，雙腳著地向前伸直，上半身稍微傾斜的角度向下俯身。
- 環顧四周，戶外有不少替代雙槓的設施可以用來做撐體運，例如操場裡的設施甚至是自行車的停車架就是很好的替代品。
- 買一些體操用的吊環，將其懸掛在結實的樹上，鞦韆甚至籃球架上就可以進行撐體運動。請注意，由於吊環增加了不穩定性，運動難度也會增加。

其他很酷的撐體變化

　　掌握了三頭肌撐體動作並且能以最大運動幅度訓練時，無限的可能性就來了。就算你還在用心把精力放在更多次的訓練組數，及將身體降得低，你也可以嘗試以下一些有趣的撐體變化式：

彈力帶撐體 BAND-RESISTED TRICEPS DIPS

彈力帶的利用對大多數人來說是協助引體向上和三頭肌撐體等運動變得容易，但也可以用來增加撐體運動的阻力，強化你的肌力。

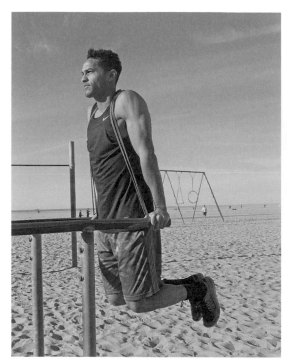 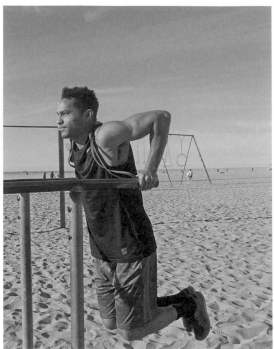

- 將彈力帶的中間段放在脖子後面，雙手抓住彈力帶的兩端，以便在上推時增加阻力。
- 伸直雙臂，抬起雙腿離開地面。接著盡可能地降低自己的身體，同時保持胸部向上挺肩膀向後。
- 最後，將自己推高至起始的位置。

單槓撐體 STRAIGHT BAR DIPS
- 將雙手抓住身體前方的單槓，雙臂稍微外旋。
- 當你俯身向下時，身體依靠在單槓上，雙腳伸直向前以保持平衡。

單槓撐體需要用到更多肩膀、二頭肌和腹部力量，以及更多的平衡感；如果開始練習時覺得特別困難也不要氣餒。

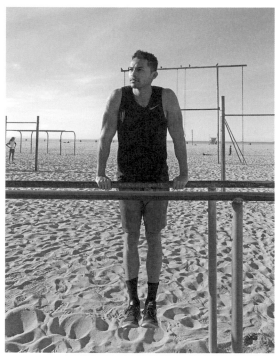

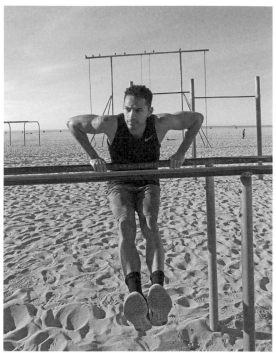

韓式撐體 *KOREAN DIPS*

● 將雙手抓住身體後方的單槓。
● 利用腹肌力量向下撐體，目標是讓手肘至少呈 90 度，再向上推高。

韓式撐體是撐體變化式中極具挑戰性的動作，建議你在嘗試之前，要能夠做到常見的撐體動作，例如可以完成至少 15 次三頭肌撐體。

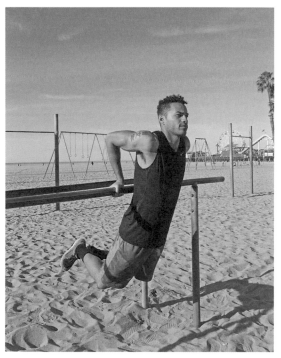

體操環撐體 RING DIPS

體操環撐體讓你的訓練課表增加難度，這個訓練法不但能打造力量，還要在該姿勢下不斷的穩定自己。

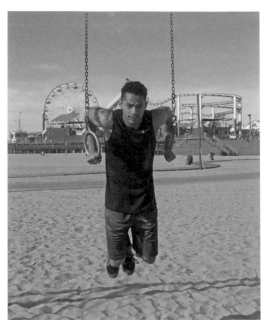

- 首先，將雙手握住體操環穩定的維持在身體的兩側，將自己全力的撐起，握著體操環的手掌心朝向身體，大拇指在其他四指的外側。
- 手肘彎曲將身體慢慢往下沈，大拇指指面轉向前，將雙腿稍微向前，脊椎稍微彎曲身體呈空心體姿勢，如果空間不允許將腿伸直，可彎曲小腿，全程保持胸部挺立。
- 目標瞄準在手肘彎曲成 90 度或更小的角度，如果一開始只能小幅度的下彎，不要急燥，只要堅持下去，你就會變得更強壯！

雙手支撐倒立

　　如果你過去曾在我的部落格或社交媒體上關注我，那麼你可能知道過去幾年我非常熱衷於倒立訓練。

　　不過，除非你也曾經練習倒立（或是正開始學習），否則你可能無法理解我的倒立旅程倒底得走多遠。這些年來旁觀者經常停下腳步來關心我是否為體操運動員，事實並非如此。其實我在大約四年前開始學習雙手支樘倒立，當時我完全不能用手支撐身體的平衡，也沒有任何與體操或其他相關的經驗。

　　我決定學習倒立，因為這對我來說似乎是最困難的事情之一。我想向自己證明，通過努力和堅持我是可以完成那些一剛開始時認為幾乎不可能完成的事情。

一路走來，我完全愛上了倒立與其他有關的訓練。我一方面努力提高自己的技能，同時尋找更多有經驗的教練們在我個人的倒立學習旅程中提供更多更好的經驗，如此一來，對我個人也好，重要的是也能幫助我自己的客戶和讀者練好這個動作，甚至跟我一樣產生對倒立的熱愛。

因此，雙手支撐倒立的訓練在我心中佔據了一個非常特殊的位置，因此我想鼓勵你們，即使就是那麼一點點的好奇也可以開始行動。如果你從小到大都沒有做過倒立，那麼現在就要你練習無支撐倒立聽起來真的太牽強。但是切記，只要依循適當的進度，努力練習和一些耐心，只要有心你就可以做好倒立。

為什麼我認為每個人都應該學習倒立

是的，這是一個很酷的技巧，在朋友面前展示時一定會讓你的朋友驚艷。然而，除了印象分數，倒立具備許多其他的好處：

● **打造核心和上身的肌力強度。**
雙手支撐倒立能同時鍛鍊你體內的十幾條肌肉，包括背部，胸部，手臂，腕部，核心甚至臀部的肌肉。定期訓練確實有助於增強這些肌肉。

● **倒立對骨骼健康，循環和呼吸有益。**
當你頭下腳上倒立的時候，你的血液流動方向會倒轉，因此增加上半身的血液循環，同時減輕腳和腿的壓力。倒立還可以運動到脊椎，增加手腕、手臂和肩膀的骨骼健康，並且伸展橫隔膜和主要的呼吸肌，從而增加流向肺部的血液。

● **倒立促進正面情緒調節新陳代謝。**
倒立時不但可以使自己變得更強壯，還可以改善心情。當你感到沮喪或壓力大時，流向大腦的多餘血液可以使你恢復精力並使自己平靜下來。倒立甚至可以減少壓力荷爾蒙 - 皮質醇的產生，因此可緩解輕微的抑鬱和焦慮。另外，由於倒立時能刺激甲狀腺和腦下垂體，所以可以實際有助調節你的新陳代謝速度，這意味著每天的倒立練習對保持健康的體重也有積極成效。

避免背對牆面做「香蕉體式倒立」

　　如果你過去曾經嘗試靠著牆做倒立，回憶一下你是否將手放在地板上，用雙腳踢高後靠著牆面支持身體的平衡，這時你的背部也會靠在或相當接近牆壁。

　　儘管這是學習倒立最簡單的方法，但是我希望你在一開始學習倒立時要盡量避免採用這種方法。原因是踢抬腳，背對牆的練習方式很容易讓你的身體少了利用雙手的力量去做平衡。「香蕉體式倒立」會讓身體像香蕉一樣向後拱起，而不像倒立世界強調利用身體堆疊直到伸直得像一把直尺一樣。

　　這樣的結果會導致倒立學習的效果不彰，因為你回頭來仍需要利用更多的力氣，而且一旦少了支撐，平衡感就變成另一個難題。

　　避免習慣香蕉體式倒立，反而會讓你的倒立訓練的路程走得更容易。

倒立入門

　　無論你從那一個階段開始，以下的訓練步驟將幫助你達成無支撐時雙手倒立的目標。其他要的就是耐心及經常的練習，堅持訓練是倒立動作成功的關鍵！

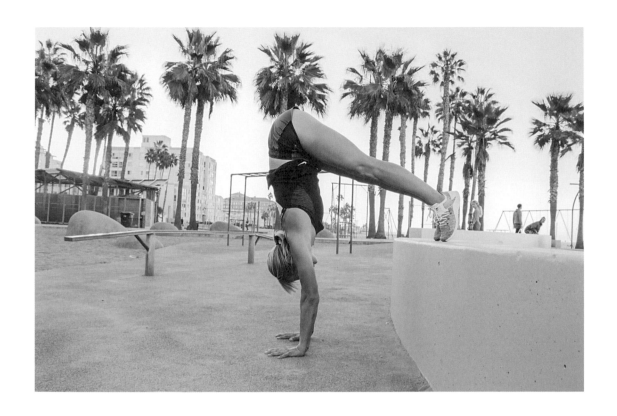

支撐腳雙手倒立 HALF-HANDSTAND HOLD

如果你是倒立運動的新手，一開始就要做完全垂直手倒立是會令人生畏的。一些半套的倒立訓練，如雙腳支撐以手倒立可以幫助你增強肌力和肌耐力的同時，讓部分身體習慣倒立的感覺。

● 找一個長凳、幾步台階或是比你的腰部高度略低的穩定物品，將雙腳放在高架平面上，雙手則放在地面上。
● 雙手向後走，直到你的臀部垂直於肩膀上方，或是盡可能的向後移動。
● 穩定核心，肩膀向後向天空推高體，並保持該姿勢。

完成三組每組，三十秒的支撐腳雙手倒立。

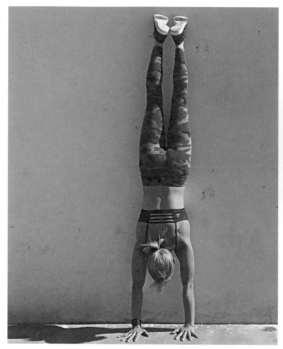 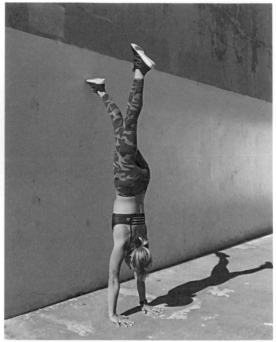

胸面牆雙手支撐倒立 CHEST-TO-WALL HANDSTAND

目標是學習無支撐下的雙手自由倒立，但此式有大部分的時間依靠著牆壁，看起來雖然少了些帥氣但仍是令人印象深刻。總之，頭下腳上靠著牆面的倒立可以增強倒立時所需的肌力和肌耐力，同時幫助你打造穩定紮實的倒立體式。

倒立的方法關乎你進步的程度，因此請捨棄許多人常用的踢腳背對牆面的倒立法，取代的是用雙腳慢慢的往牆壁的高處走上去，胸部則正面接近牆壁。這個方法在一開始就可以訓練出筆直的身體倒立線條，幫助你避免以後習慣拱著身體變成一個倒立的香蕉。

● 背對牆壁，將雙手放在牆前的地上，彎下身然後將雙腳慢慢沿著牆面向天空方向直走到體呈垂直姿勢。你的目標是使雙手距離牆壁幾英寸。如果你的隻腳還不能走太高，雙手離牆壁的離還沒有目標那麼小，請不用擔心 -- 這個訓練的一開始你必須了解頭腳顛倒的感覺。隨著持之以恆的練習，動作的完成度會變得更好。

- 當你的雙手移動到對的位置，請堅實核心，收緊肋骨，並用肩膀將自己儘全力推高。
  這時你會感覺到自己正在推開地板。

- 接下來，腳趾指向牆壁，利用臀肌和四頭肌，全身保持不動！
  嘗試進行至少三組，每組倒立的時間長度以你自己的狀況安排，接著以時間為標準來追
  蹤進步的狀況。

完成胸面牆雙手支撐倒立三組，每組 45 至 60 秒。當你對倒立感到習慣自在時，請試著將
腳離開牆壁，時間愈長愈好，然後用側手翻或靠牆慢慢以雙腳走回地面。

扶牆剪刀腳手撐倒立 WALL SCISSOR DRILL

習慣頭下腳上的倒立，而且依著牆壁做愈來愈輕鬆，每次都能堅持 45 秒以上，就是你開
始掌握平衡感練習的時候。

在邁向無支撐的自由倒立目標之前，你要先建立雙手指梢的平衡感，而這個訓練仍需要牆
壁這個重要的道具，在練習時專注於找到無支撐自由倒立時身體的重心及線條。這項面牆
剪刀腳手撐倒立就是我最喜歡的訓練動作，能協助學習者邁進下個階段，理解倒立時身體
各部位正確堆疊的位置。

首先，從背對牆壁的姿勢將手放在地上，雙腳踩著牆面往上走呈倒立姿勢，雙手此時也向
牆壁移動。確保身上的各部位肌肉收緊，肩膀則確實向地面方向推，協同身體拉高拉直。

接下來，將你的手從牆壁旁邊移開大約 30 公分左右。這時，你的臀部應該仍然在你手的
位置的正上方。

慢慢地將一隻腳從牆上移開，並使其在你頭部的垂直上方並保持平衡，並與肩膀和臀部保
持一條直線。如果你的腿稍微超過臀部的垂直上方也沒關係，但是要確定將注意力集中在
與肩膀垂直上方的臀部。

盡可能控制身體的平衡，慢慢將另一隻腳從牆上移開，並嘗試通過手指保持體的平衡及倒立的姿勢。如果你往牆的方向倒，只需將腳靠回牆壁即可。如果你要往牆的反方向倒下，那就用側翻讓自己站起來。學習倒立的的一部分功課就是學習如何跌倒！

倒立時緩慢地前後移動雙腿，感覺指尖如何平衡你的身體，還有肩膀和臀部呈一直線時的重心。

在練習中定期錄下自己的動作以評估進度。練習最忌急燥，找到你的平衡體位需要時間！

自由倒立 FREESTANDING HANDSTAND

只要能將自己靠著牆壁倒立 45 秒或更長的時間，你就可以開始練習自由倒立。倒立的進階過程中，依靠在牆壁的時間只要增長，能夠無支撐倒立也越快上手。當然，沒有利用任何支撐做雙手倒立會比撐牆雙手倒立挑戰得多。

倒立時，不僅需要足夠的肌力和肌耐力讓自己倒著直立，而且你需要具有良好的本體感受（了解你的身體在三度空間的相對位置），以及對如何在器官垂直顛倒時保持身體平衡的意識。儘管有些人可以在練習後的幾個月內就學成自由倒立，大部分的人則可以期待以一年或者更長的時間達到目標。耐心的練習，嘗試著享受這成長的過程。

嘗試倒立的起腳式大多以單腳分腿踢或是，雙腳彈跳的方法讓腳上頭下。大多數人反應單腳踢比較容易，因為用兩條腿往空中彈跳起來需要運用上背部大部分的肌肉力量及仰賴肩膀的靈活性。

分腿踢的倒立練習，也仍請慢慢進行！這個動作需要多次的嚐試。如果踢腿的力度不夠大，腳即難以抬高，身體也不能垂直；如果踢的力度太大，則容易摔倒或往側身翻。總之，邁向成功的過程一定要保持耐心。給自己時間和練習。

就像牆式剪刀腳手撐倒立的動作一樣，要嘗試練習用手指尖來保持平衡。另外，集中精神將肩膀和臀部疊高在手臂的上方，肋骨往內收以避免背部向後彎曲。

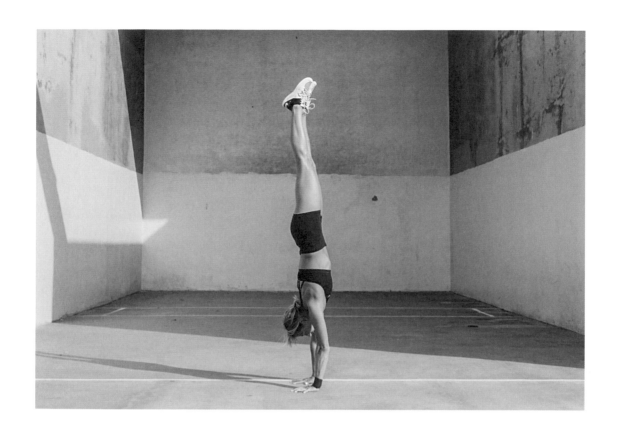

當你確實準備好將自己的雙腳移開牆壁，也不要完全停止牆式的倒立訓練。因為自由倒立可以強調雙手擁有最好的平衡感，而經常依著牆壁訓練，將時間拉長，則是訓練更大的肌力和肌耐力，不論你採取什麼倒立法，請努力完善你倒立時的最佳身體線條。

一旦訓練達到自由倒立的水平，請利用大約一半的時間繼續做扶牆式的倒立，另一半時間則用於練習在沒有支撐的情況下，單腳分踢完成雙手撐地的倒立動作。只有當你真正能穩定地倒立並支持這個姿勢達一分鐘或更長時間時，再調整訓練比例，花多一點時間在自由倒立。

學習不依靠牆的自由倒立總有些令人沮喪和害羞的過程，但是不要氣餒！只要投入時間堅持練習，你也可以掌握這個動作的技巧。下定決心，專注於姿勢並不斷調整錯誤，一定可以成功。

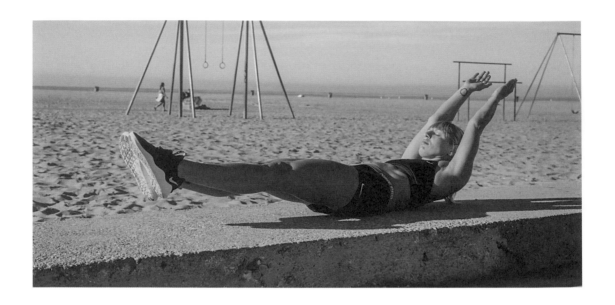

其他對倒立有用的練習

　　以下訓練將幫助你增加力量和耐力，並開始為倒立找到身體的平衡。

懸體支撐 HOLLOW-BODY HOLD

懸體的姿勢與倒立時想要達成的終極身形是相同的。將這些訓練添加到倒立訓練課表中，可以訓練到你倒立時所使用的相同肌肉群，鍛鍊出超強的核心。

這個動作的一開始要仰躺在地上，然後收縮腹肌，好像將腹部的肚臍拉向地板。手臂和雙腿從身體往外個別上下延伸，手指和腳尖往上及往下指向身體的反方向。

保持下背部與地板接觸，肩膀和雙腿慢慢從地面抬起。目標是維持下背部抬起的姿勢，同時保持手臂和腿部最低的抬起高度。

如果剛開始做會太難，你可以修改動作將雙手伸往腳的方向；更輕鬆的方法是可以將膝蓋向胸部方向抬起。

完成三組，每組保持 45 秒的懸體支撐。

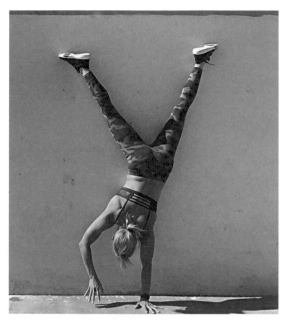 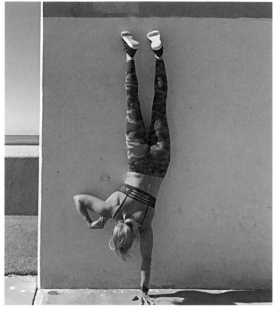

倒立溜牆 WALL WALKS

倒立溜牆是一項很棒的鍛鍊，可以強化倒立時需要的力量和肌耐力，並使你習慣倒立的感覺。這個動作是在倒立後讓雙腳輕輕靠著牆面，用雙手撐地左右行走，因為此時的雙腳必須靠著牆，於是你的身體胸部也會靠近牆面，然後抬起一隻手往另一隻手的方向行走。

雙腿稍微跨開，收緊核心，然後用肩膀推高身體。用你的手走路，身體往移動的一側傾斜，維持你的重心讓臀部和雙腳跟上。確實做到雙向移動。

完成兩組，每組倒立溜牆 60 秒鐘。

倒立觸肩 SHOULDER TOUCHES

這是另一個很棒的肌力增強版，可以確實幫助你在倒立時專注肩推的方式。另外，這個動作會為單臂倒立打下基礎。

當你靠著牆倒立時，慢慢抬起一隻手向另一側稍微的傾斜。你可以先移動一下手指頭以便

感覺身體傾斜時的平衡，最後將抬起的一手觸摸你的同側肩膀。訓練倒立觸肩除了對牆倒立的時間長度之外，還可以為觸肩動作設定時間或重複次數的目標。

這個動作請完成兩組，每組 30 至 40 次的倒立觸肩。

超越倒立的訓練：倒立伏地挺身

開始喜歡或擅長倒立動作的人，看到倒立伏地挺身的動作仍會像大多數人一樣讚嘆令人難以置信的強悍。一般大眾認為倒立伏地挺身應該僅適合肩膀寬闊，身體結實強壯的體操運動員，對自己來說則就是天方夜譚。

但是，就像其他任何訓練一樣，如果你用對了進階動作配合你的訓練，經常規律的持續下去，倒立伏地挺身是可以達成的目標。是的，如果你的手臂較長（就像我多年來的暱稱 --「意大利麵手臂」），或者你的背部和肩部的肌肉還不夠強壯，那麼過程可能較為煎熬。

這個訓練需要時間為自己建立肌力和協調性，所以即使你得回頭再去做難度較低的動作，那些過程仍在為你增強上身和核心肌肉。多花時間和保持耐心，你就可以完成每一種招式。

學習倒立伏地挺身的絕佳的效益

倒立伏地挺身會讓你看起來很強悍，其實這個訓練以及其他倒立的進階動作都提供了許多很棒的效益：

- 這是針對手臂彎曲的力量訓練，為手臂伸直的倒立動作上補充了進階版本
- 這為肩膀和上身力量打造難以置信的肌力
- 核心、臀肌及四頭肌都會得到強化
- 這會讓你感覺像個（真正堅強的）孩子！

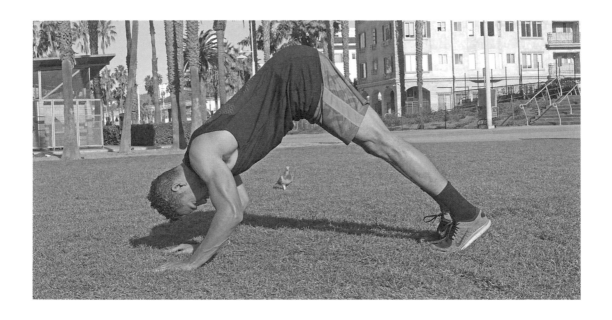

倒立伏地挺身養成訓練

接下來的幾頁中將介紹倒立伏地挺身的養成動作，按照這些動作逐一練習你會掌握倒立伏地挺身所需的技巧、力量和信心。

挑選合適你目前健身階段的動作開始練習。如果你不確定自己能從什麼動作開始，請從第一個動作開始，然後確保每週兩次或三次將這些鍛鍊納入你的日常訓練課表中，以獲得最快的效果。

曲臂熊式 BENT-ARM BEAR

如果你是位新手，需要在一開始先增強力量，那麼曲臂熊式是很好的起點。

● 首先將雙手放在地面伸直，肩膀在雙手的正上方，膝蓋彎曲在臀部下方呈半蹲姿。
● 彎曲手臂時，將臀部向上推，同時保持雙腿盡可能筆直。
● 集中注意力在手肘，並盡可能把重心移到身體前段，盡可能維持長時間姿勢。

努力做三組曲臂熊式，每組維持 20 秒。

蝦型伏地挺身 PIKE PUSH-UPS

當你可以堅持住曲臂熊式一段時間，下一步就是練習蝦型伏地挺身（也稱為肩上壓）。

● 將雙手放在地面伸直，肩膀在雙手的正上方，膝蓋彎曲在臀部下方呈半蹲姿。
● 將臀部向上推，保持雙腿盡可能筆直，然後將腳往手的位置稍微踏近一步。
● 身體向前傾斜，並在手肘內側彎起時把重心放在雙手。
● 彎曲手臂直到肘部擠壓在一起，目的是將你的頭碰到前面的地板，而你的手臂彎曲成三角形。
● 向上推回到起始位置時將核心收緊。

如果你從地板往上撐時有困難，可以先將墊子或瑜珈磚墊在手的下方位置以縮短與身體的距離。你還可以先做蝦型伏地挺身的部分動作，如手臂撐直或手臂彎曲的部分，改以增強力量為重點。

完成三組蝦型伏地挺身，每組六到八次。

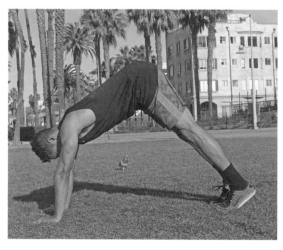
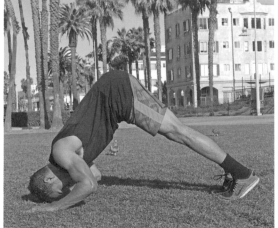

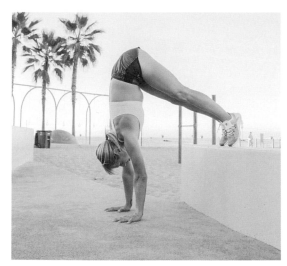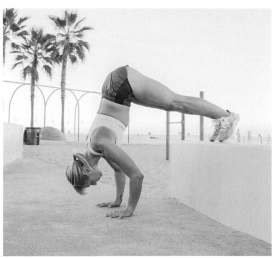

舉腳肩上壓 FREE-ELEVATED PIKE PUSHUPS

當你掌握了地板上的蝦型伏地挺身，就可以抬起腳來迎接挑戰。

- 找到一個固定，高度大約是腰部或者稍低的平面。
- 將腳放在平面上，然後將手撐在地板上，身體約呈 90 度。
- 彎曲你的手臂，將額頭降低到雙手手掌中間的三角區域。
- 集中精神將核心收緊，並且在降低頭部時讓手肘擠壓在一起，然後再抬起。

完成三組舉腳肩上壓，每組六到八次。

扶牆倒立伏地挺身 WALL HANDSTAND PUSH-UPS

將腳抬高的舉腳肩上壓動作一旦得心應手，就可以開始體驗有趣的東西了：靠著牆做倒立的伏地挺身。

- 頭下腳上的將胸部朝向牆壁，雙手向牆壁走，雙腳往牆上走，進入倒立姿勢。
- 盡可能地收緊核心、臀肌和大腿，然後想像將額頭降低到雙手間的三角區，這時盡量將手肘靠近肋骨。

- 在你的雙手位置放置一個墊子或瑜珈磚，以免摔到堅硬的地板上。

你也可以先練習壁扶牆倒立伏地挺身的離心動作 -- 將手臂撐高可以增強力量，然後仍要盡可能慢慢的往下壓，直到能完成整組動作。

完成三組扶牆倒立伏地挺身，每組五次或更多。

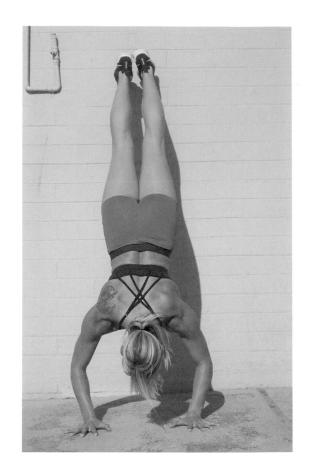

自由倒立伏地挺身 FREESTANDING HANDSTAND PUSH-UPS

倒立伏地挺身是你的最終目標嗎？而且倒立還不依靠著牆。對於許多人來說是相當遙不可及的，但是如果你持續練習倒立和倒立伏地挺身的養成變化式，最終你就能達到目標。

在嘗試自由倒立伏地挺身之前，你應該能夠完成自由倒立並且持續姿勢至少十秒鐘。

- 做出倒立姿勢，然後曲臂並將額頭降低到雙手掌間的三角形區。
- 雙腳向上插入天空保持穩定，同時收緊核心。

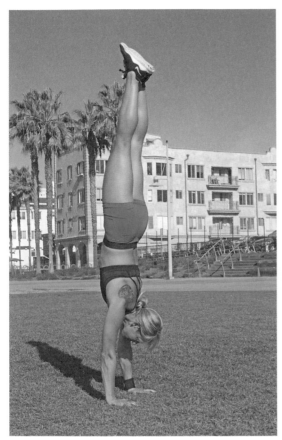 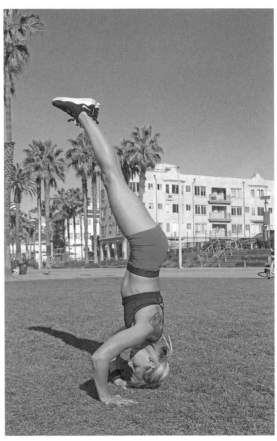

● 雙手推高。

你的背部如果在開始練習階段會稍微向後彎曲以彌補沒有牆壁時的不平衡情況，這是正常的，做這個動作的身型會隨著投入訓練的時間和練習而改善。

請記住：大多數人做倒立伏地挺身需要很長的時間才能完善技巧，所以，進度或許慢一點，但是一定能打造愈來愈強的肌力和信心。

手腕的伸展和腕力的增強

　　第一次學習倒立時，你的手腕可能感到疼痛，接著就變得僵硬和酸痛。這是正常現象，這代表你比平常更多地使用手腕。對於某些人來說，這不至於成為什麼大問題，因為經常練習倒立會自然地增強你的手腕力量。但是，大多數人需要一些額外的腕力訓練和伸展運動來減輕進行大量倒立和其他上半身運動時帶來的腕部疼痛。

　　這些手腕練習乍看起來很無聊，但是請相信我，它們會產生奇妙的效果，有助於保持手腕強壯、靈活且無傷。在練習倒立或其他要用到手腕關節的運動之前，養成做一到兩組加強手腕保護的動作，以便增強和放鬆手腕。在每個練習中，輕輕移動為宜，切勿將手腕推到感到疼痛的位置。隨著手指和手腕變得更強壯，你會驚訝地發現倒立也跟著進步。

正手向上（手掌心朝下，手指向外）

- 跪在地上，雙手放在地上，手掌朝下，手指頭朝外。
- 輕輕地來回搖動身體，使掌心內側感到繃緊，手掌前部放鬆。
- 做十次。

反手向下（手掌心朝上，手指向內）

- 來回搖動身體，以使手掌外側感到輕微的拉伸。
- 做十次。

正手向下（手掌心朝下，手指向內）

- 來回搖動身體，使手掌內側感到輕微的拉伸。
- 做十次。

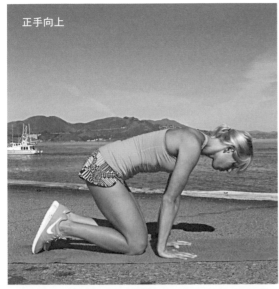

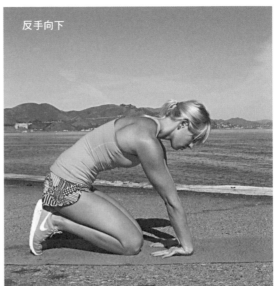

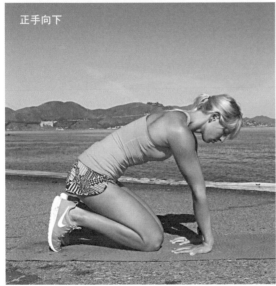

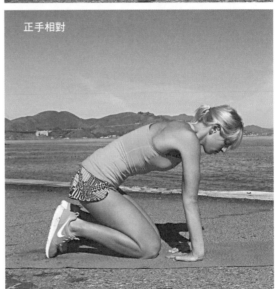

正手相對（手掌心朝下，兩手指互對）

- 將你的手掌心朝下，兩手手指相對。
- 緩慢地向一手方向搖動，然後回到原位。
- 一側做五次，然後換手做。

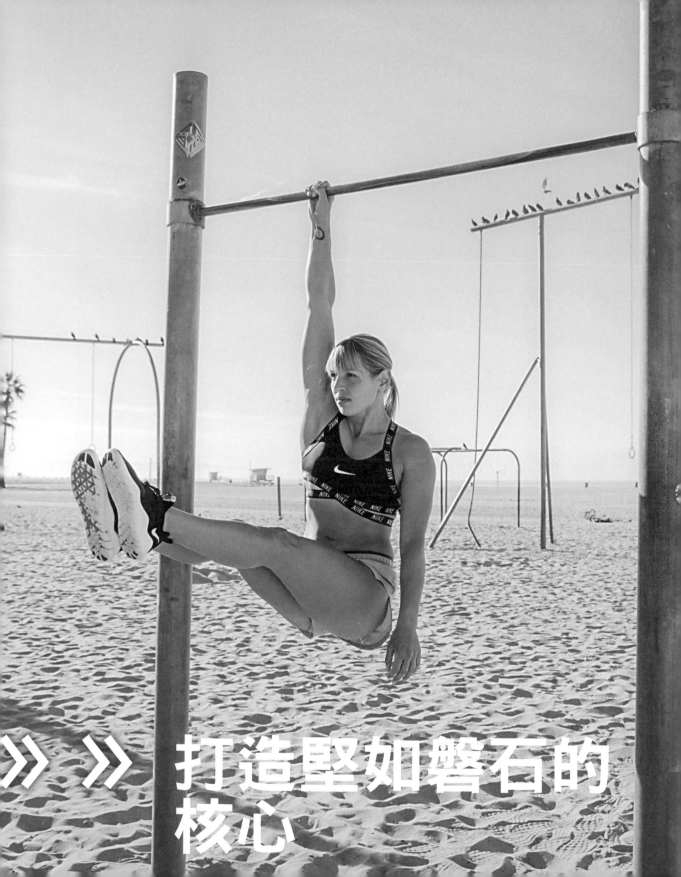

》》打造堅如磐石的核心

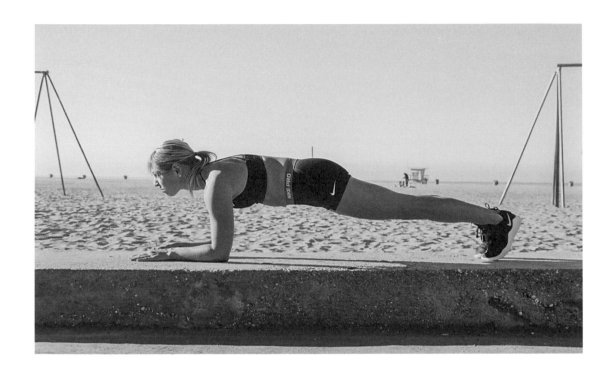

肘撐棒式 FOREARM PLANK

肘撐棒式是建立強壯核心的第一個動作，與其他的棒式相比，練習的重點更著重於腹肌訓練。因此，即使你升級到難度較高的棒式動作時，也可以繼續做肘撐棒式，只要增加時間或降低一些穩定性，就可以讓動作的難度變高而繼續獲得進步。

● 肘撐棒式動作將腳打直，手肘撐地，前臂平放於地，肩膀垂直於手肘上方。
● 雙手前臂可以稍微向內或像是雙肘及手掌間形成一個大三角形。
● 抬起臀部，以使背部稍微變圓，收緊你的核心，從肩膀推高你的身體。
● 繼續保持核心、臀部和腿部肌肉穩定，保持姿勢時下巴擺正。

完成三組肘撐棒式，每組保持四十五秒。

掌撐棒式 HIGH PLANK

- 掌撐棒式（或稱棒式）的動作一開始需將腳打直，雙掌撐地，肩膀垂直於手掌上方。
- 將身體全力推高時收縮腹部、臀部和腿部肌肉並保持姿勢。
- 不要讓臀部往下垂或往上翹！

完成三組掌撐棒式，每組保持四十五秒。

單臂棒式 ONE ARM PLANK

- 做出掌撐棒式，將你的核心及全身肌肉收緊。
- 雙腳稍稍向外踩，像狹窄的跨騎姿勢。
- 當你舉起一隻手臂慢慢抬離地面時，注意力放在臀部，並將臀部保持在同樣的位置，然後將舉起的手放在背後。
- 用支撐全身的手臂盡可能的推地。

每隻手臂各完成三組，每組 25 秒的單臂棒式。

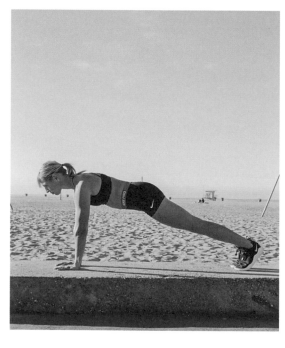
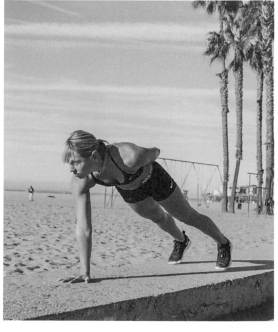

其他棒式變化

標準棒式應始終在你的訓練課表中佔有一席之地，但毫無疑問，做長時間的棒式會有些無聊，以下是一些有趣的變化可以增加棒式訓練的多樣性：

舉腳觸膝　*ELEVATED KNEE TOUCHES*

- 將腳放在堅固的箱子或較高的平面上，雙手放在前面的地板，以掌撐棒式開始。
- 擰緊核心並由肩膀推高上半身，然後彎起單腿膝蓋朝向同一側的手肘。
- 將你的腿放到起始位置，另一側腿重複。

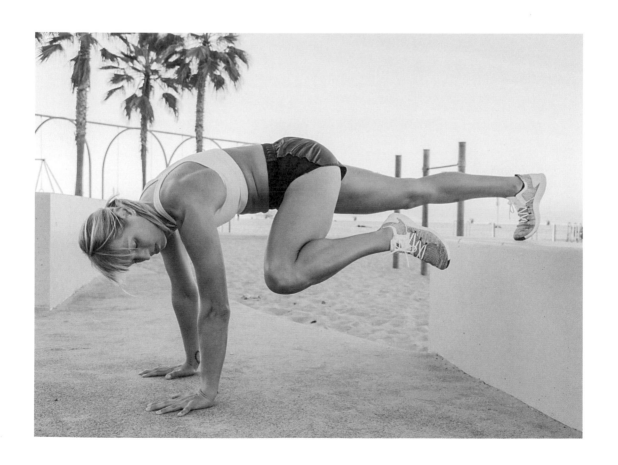

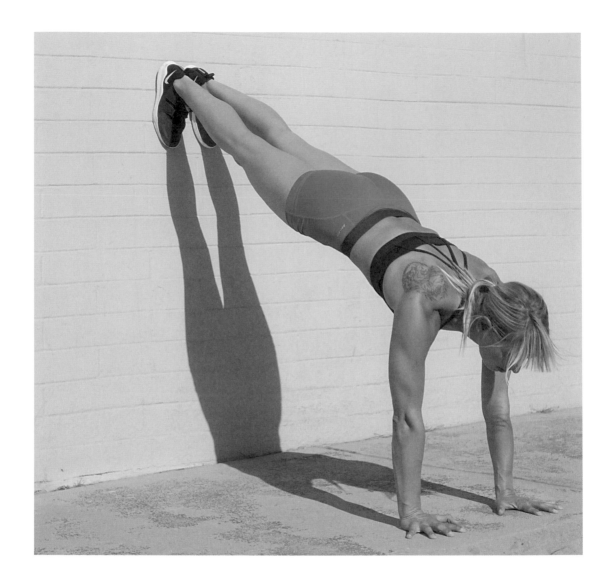

撐牆棒式 *FEET-ON-WALL PLANKS*

● 站在一堵牆壁前方，將手放在地板上，雙腳抵在牆上。
● 將手往前移動直到肩膀垂直於手掌上方，身體呈掌撐棒式。
● 用肩膀將身體推高，維持一段時間。

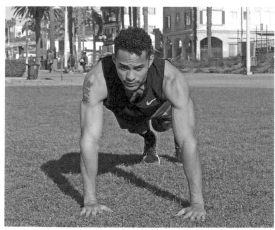
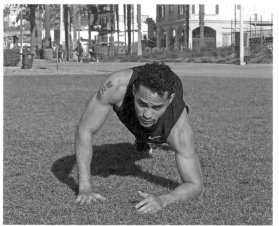
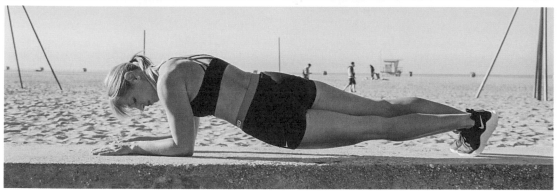

肘掌交替棒式 *PLANK GET-UPS*

- 以掌撐棒式做準備，肩膀垂直於手掌上方。
- 將單手手肘平放在地上，另一隻手跟進。
- 再將單手手臂向地面推直，另一雙手跟進，回到開始的棒式。
- 交換起動的手，重覆整套動作數次。

臀部動態側棒式 *PLANK HIP DIPS*

- 以肘撐棒式做準備，身軀轉往一側，直到臀部單側接觸地面。
- 回到肘撐棒式，再將身體轉向另一側。
- 在轉動時保持核心全程收緊。每一側轉體算一次，重覆多次。

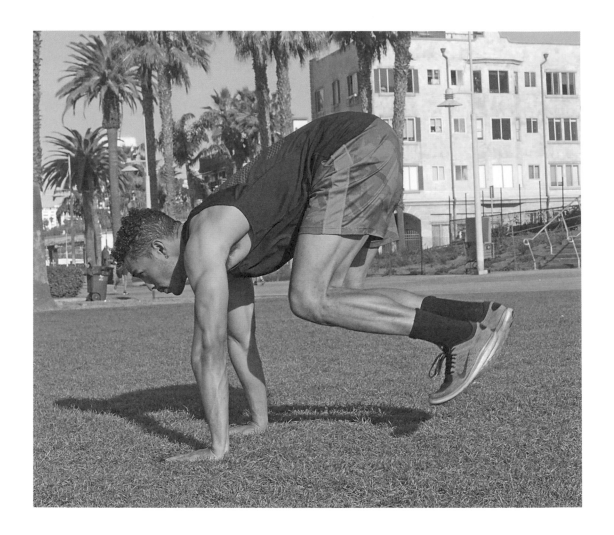

棒式蹲跳 PLANK JUMPS

- 以掌撐棒式做準備,雙腳跳躍盡量往雙手的方向靠近,然後再跳回原位。
- 來回多次的跳躍。

棒式搖擺 ROCKING PLANKS

- 以肘撐棒式做準備,然後將腳尖掂起,同時把重心移到肩膀,再回到起始位置。
- 前後來回搖擺多次。

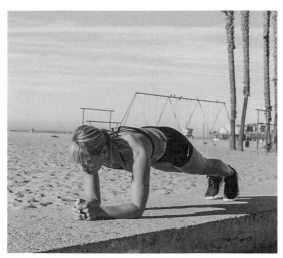
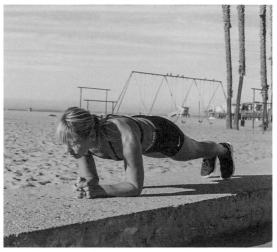

端腹訓練打造強壯、堅不可摧的體能

　　除了健身老手或上過混合健身（CrossFit）課程的人，很少聽到端腹的姿勢。這是一項強化核心肌群的運動，剛開始做時可能會覺得這個姿勢很怪。然而，這是競技體操或柔軟體操中一個非常重要的基礎動作。

　　端腹的完美姿勢是訓練來保護你的背部及堅石一般的核心，還會讓你在做其他運動時擁有強壯、不可摧毀的線條。把端腹練好，就很容易掌握很多其他動作，包括倒立、引體向上，甚至是二重跳。

曲膝端腹 BENT-KNEE HOLLOW-BODY HOLD

這是端腹動作系列的基本式，完美的曲膝端腹代表你可以接著做更多的進階版。

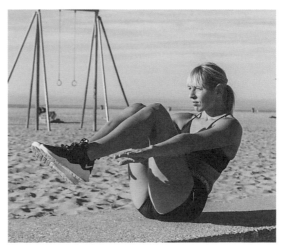

● 平躺並將手臂及雙腿伸直。利用腹部的核心力量，想像正要把肚臍往地面擠壓。

- 慢慢的彎曲膝蓋，同時將雙手往腳的方向延伸，保持姿勢不動。

躺姿端腹 MODIFIED HOLLOW-BODY HOLD

躺姿端腹是曲膝端腹進階式，差別在需伸直雙腿。

- 從曲膝端腹的動作開始。再慢慢的將雙腿延伸直到完全拉直。
- 目標是將雙腿盡可能接近地面。較低的腿部姿勢還能讓你的背部貼近地板，不至於捲動失去平衡。

展體端腹 HOLLOW-BODY HOLD

展體端腹的重點是將雙手及雙腳向上及向下伸直。

- 將雙手及雙腳抬高並向上向下延展，集中精神在你的腹部核心將它收緊，同時把下背部緊貼在地上。
- 腳尖向下壓，雙臂貼近雙耳向上延展。
- 運用全身的肌力保持姿勢不動。

完成三組，每組展體端腹維持 45 秒。

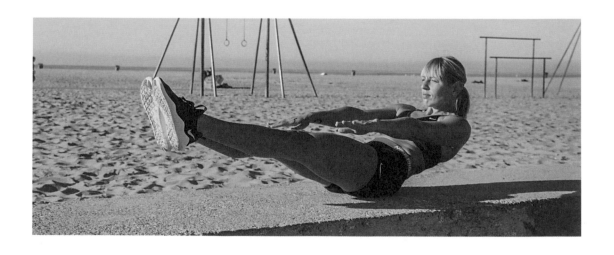

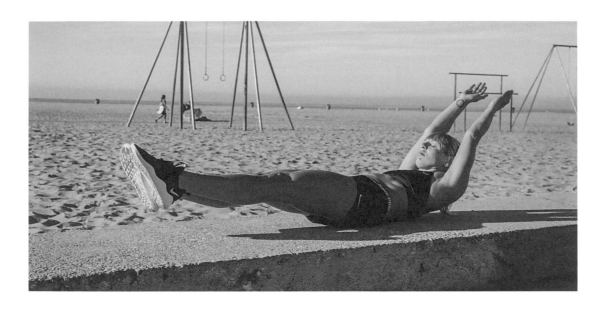

端腹搖擺 HOLLOW-BODY ROCKS

展體端腹一旦上手，端腹搖擺的動作可以進一步強化肌力，並且讓訓練有更多變化。

- 準備好展體端腹的姿勢，然後往肩部及臀部上下搖擺。
- 擺動時，注意不要讓身體的端腹姿勢垮掉，來回搖擺算一次。

完成三組，每組端腹搖擺 6 次。

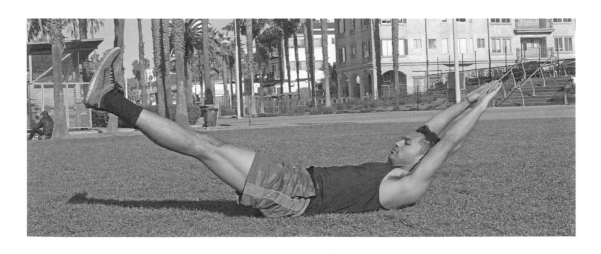

直膝舉腿支撐的核心訓練

　　直膝舉腿支撐 L-sits 是眾多訓練中看起來比較輕鬆的一項。說真的，把腳抬高在身體前方應該不是那麼難吧，是嗎？

　　是的，難！

　　我自己第一次做直膝舉腿支撐時舉不起來，當時以為是我的腿太長而敗在自己的體型。回顧那段訓練，很明顯的是核心及髖部屈肌（hip flexors）力量的問題，只是我不知道而已。

　　直膝舉腿支撐需要很強的核心肌力、髖部屈肌的力量，還有肩膀、手臂及大腿後側肌群的彈性。正如其他的高階運動一樣，順著階段式的訓練動作，你就能達成目標。

> 注意：直膝舉腿支撐能夠搭配數種不同的健身器材練習，例如雙槓，可攜式健身槓、瑜珈磚，也可以在單槓上做，甚至在地上。開始進行這項動作時建議採用雙槓或比較類似的器材，建立所需部位的肌力。

曲膝舉腿支撐 TUCK L-SITS

- 雙手抓住雙槓，縮緊你的核心，運用肩膀將身體往上推。
- 將兩腿膝蓋朝胸部抬起，並保持一段時間。

努力維持曲膝舉腿支撐 30 秒，並完成三組。

單腿曲膝舉腿支撐
ONE-LEGGED L-SITS

- 雙手抓住雙槓，縮緊你的核心，運用肩膀將身體往上推。
- 將兩腿膝蓋朝胸部抬起。接下來，將一條腿向前伸直，並保持一段時間。

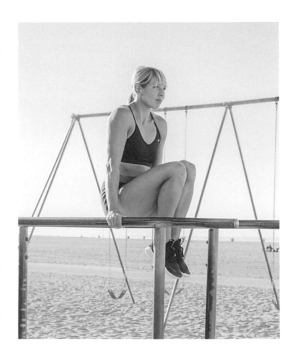

- 左右腿輪流做曲腿及直腿訓練。

努力維持單腿直膝舉腿支撐 30 秒左右交替，並完成三組。

直膝舉腿支撐 FULL L-SITS

- 雙手抓住雙槓，縮緊你的核心，將雙腿筆直的抬高與身體呈 L 形。
- 保持雙腿在這個位置上盡可能伸直，胸部抬高和腳趾尖向下壓。保持一段時間。

努力維持直膝舉腿支撐 30 秒，並完成三組。

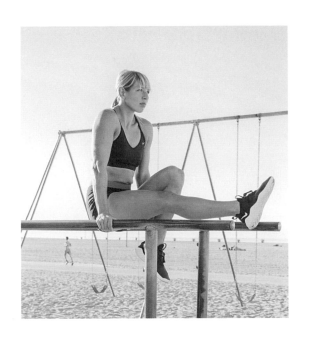

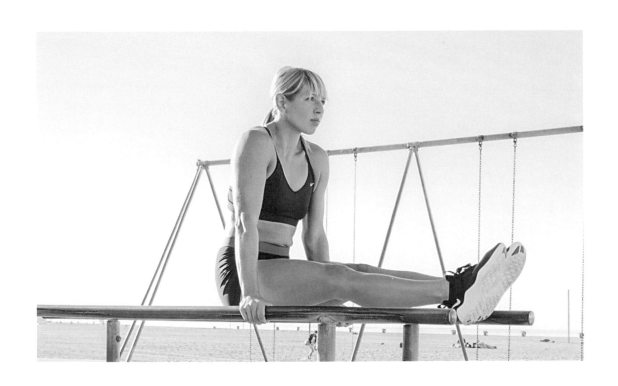

其他舉腿支撐的變化及補充動作

舉腿支撐曲伸 L-SIT TUCKS

- 準備直膝舉腿支撐動作，接著將膝蓋向胸部抬高，然後停住。
- 再將雙腿伸直回到起始位置。
- 雙腿抬起再伸直為一次。

剪刀腳舉腿支撐 PARALLEL BAR SCISSORS

- 以直膝舉腿支撐動作開始。
- 將你的雙腿上下交錯，將右腿移到左腿下方，然後交替。

增強髖三角肌

還記得單腿深蹲動作會用到臀屈肌嗎？如果你在舉腿支撐時無法伸站直雙腿，那麼髖屈肌三點移動（請參閱第 53 頁）的練習也能為這系列的動作創造奇蹟。課表的目標是每條腿各完成 10 到 15 次臀屈肌三點移動，並完成三組。

抬腿和其他引體向上的單槓核心運動

　　將你的訓練課表加入以單槓為主的核心練習，可以幫助你打造核心力量到一個新的水平。這本書接下來的幾頁不但要介紹這一系列的動作，還要給你紅利，就是協助你獲得一直想要的六塊肌（或八塊肌）！

懸吊提膝 HANGING LEG RAISES

握住單槓，手掌朝前，雙手分開與肩同寬。理想的情況下，單槓的高度最好是你吊在單槓上仍能雙腳離地，但如果單槓或家用的健身架的高度較低，如門框的高度，仍然可以進行練習，只是不如單槓好練習。

- 身體懸吊在單槓完全拉緊時，記得肩膀向後向下壓。
- 將雙腿併攏，將膝蓋向胸部彎曲，同時將腳趾指下壓。
- 保持姿勢一小段時間，然後將雙腿放低與身體呈一條直線。

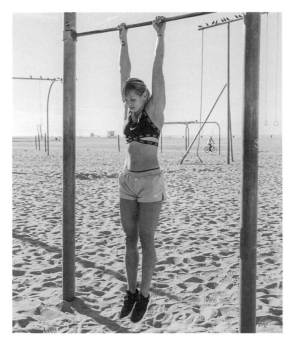
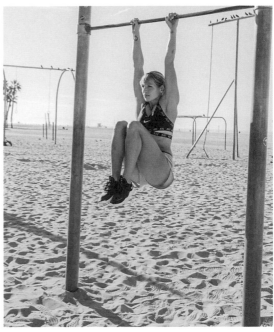

如果兩腿膝蓋不能保持緊貼，或者需要用一些動力才能使雙腿抬起也沒有關係。最終，你會完全不用任何輔助的動力就能抬起膝蓋的。

完成每組十次的懸吊提膝，並做三組。

懸吊提腿
HANGING LEG RAISES

- 雙手正手抓住單槓，肩膀向後向下壓，並收緊核心。
- 盡量不要使用任何拋甩的動能，將雙腿抬高直到與地面平行，並盡可能伸直。
- 保持姿勢，然後放低雙腿到起始位置。不要忘記呼吸！

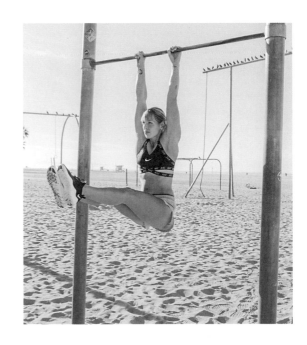

從懸吊提膝到懸吊提腿是一個很大的進步，因此，如果你不能保持雙腿完全筆直或在開始時需要一點動能來幫助自己，請不要氣餒。隨著練習時間的增加，你將可以完全不需借用任何動能來完成這些動作。像前面介紹的訓練一樣，成功只需要練習。

完成每組十次的懸吊提腿，並做三組。

蛙式手撐平衡 KNEES TO ELBOWS

● 雙腿伸直，雙手握住單槓垂吊身體。

● 彎曲膝蓋向上抬起直到接觸到肘部，請隨時收緊及利用核心力量。抬高的膝蓋要稍微的向外擴，而不是夾緊。

● 嘗試利用一點點助力做為動能。進行每組十次的蛙式手撐平衡，並完成三組。

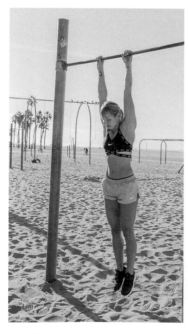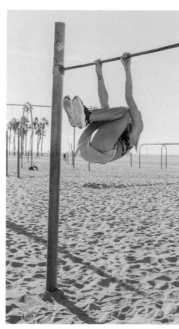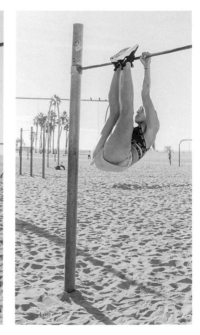

腳趾碰槓 TOES TO BAR

- 雙腿伸直，雙手握住單槓垂吊身體。確實將全身肌肉收緊，雙腿併在一起。
- 腳趾向下壓，將雙腳抬起至單槓，短暫停頓，然後控制身體慢慢的將雙腿放下。

持續練習，你將能夠把腿打得筆直，腳背壓平並以完全不需動力的姿勢來完成。

進行每組十次的腳趾碰槓，並完成三組。

其他單槓上拉的核心訓練

單槓曲膝扭腰上舉 TWISTED HANGING KNEE RAISES

- 雙手正手抓住單槓垂吊身體，膝蓋彎曲抬起。
- 然後將雙腿膝蓋扭向一側的胸部。
- 降低回到起始位置，然後向上旋轉至相反的一側。

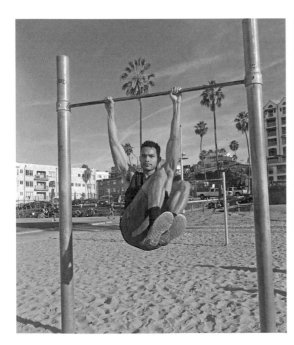
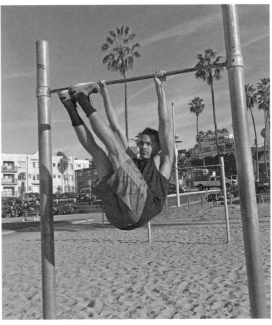

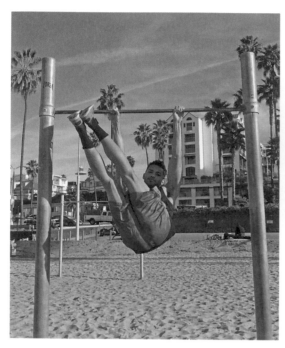 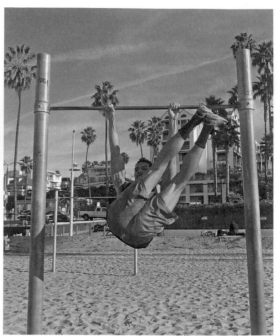

單槓直膝扭腰上舉 TWISTED HANGING LEG RAISES

● 雙手正手抓住單槓垂吊身體，然後將雙腿抬起並盡量伸直。
● 使雙腳觸碰右手的外側。
● 放下雙腿，然後往左側重覆。左右上舉算一次。

單槓直膝雨刷式 WINDSHIELD WIPERS

● 雙手正手抓住單槓垂吊身體，然後將雙腿抬起並盡量伸直，雙腳觸碰右手外側。
● 在不放下雙腿的情況下，將腿向左擺動，不斷來回移動時不要放低雙腿。

橋式打造防彈的背部肌肉

躺姿臀橋 SHORT BRIDGES

躺姿臀橋非常適合初學者或以前有背部受傷的人。這個動作可以輕柔地鍛鍊你的背部、臀部和大腿後側肌肉。

- 屈膝躺在地上。
- 盡量的抬高屁股及髖部，同時擠縮你的臀大肌並保持核心收緊，抬高的同時將肩膀保持在地面上。
- 短暫保持姿勢，然後將屁股及髖部放下。

躺姿臀橋每組做二十次，完成兩組。

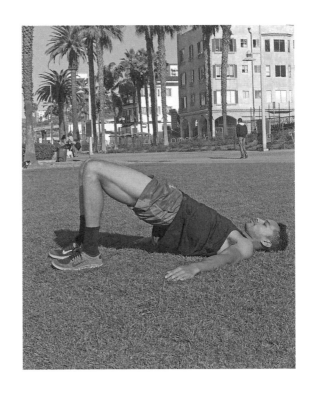

腳高架橋式 FEET-ELEVATED BRIDGES

腳高架橋式幫助你輕鬆步向站姿全橋的下一步。動作中確實的運用你的肩膀、背部、臀部和腿部肌肉，可以訓練肌力及肌肉彈性，同時讓肩膀舒展開來。

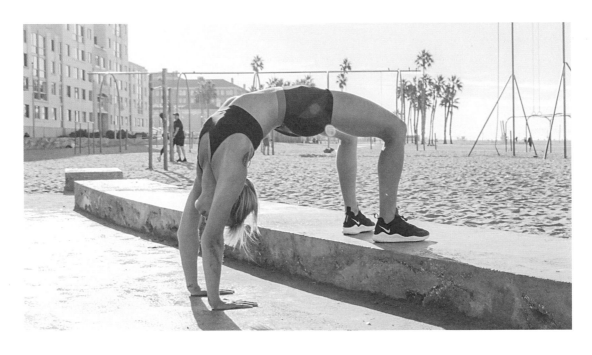

即使躺姿臀橋已經做的很好，腳高架橋式則對開肩有顯著的效果。我幾乎所有的客戶和自己的熱身訓練課表中都有腳高架橋式的動作，以便接著練習從地上直接撐起的站姿全橋。

- 躺在地上，雙腳前方可以放長凳、台階或大約膝蓋高度以下的堅固高架表面上。
- 將腳放在長凳上，然後將手舉至頭兩側，掌心放在地上，手指頭朝向腳的方向。
- 將雙手撐在地上，盡量抬高臀部，同時保持手臂伸直，嘗試將肩膀深推。記住要呼吸。

這個動作的最終目標是肩膀在疊在雙手的正上方。努力持續三十秒的腳高架橋式，並完成三組。

站姿全橋 FULL BRIDGES

- 仰臥在地板上，然後將手舉至頭兩側，掌心放在地上，手指頭朝向腳的方向。
- 壓縮臀部，核心和腿部肌肉時，將臀部向上推，並盡量展開肩膀關節。
- 眼睛可注視著手指頭。保持呼吸。

持續三十秒的站姿全橋，並完成三組。

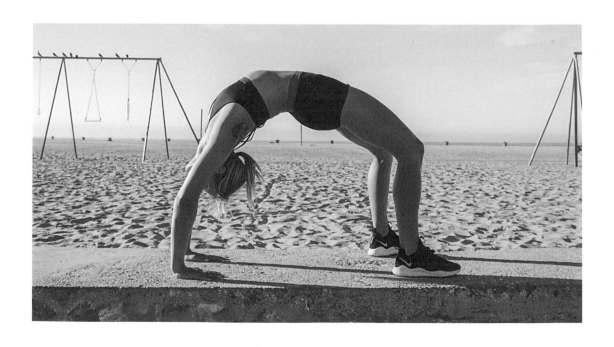

扶牆下橋式 BRIDGE WALK-DOWNS

扶牆下橋式是走向站立輪式的第一步。一開始可能會有些嚇人，但是很快的你就能學會信任自己，讓自己不會跌倒。

● 距離牆壁約一公尺，背部朝牆壁。確切的距離將取決於你的身高，因此請嘗試幾次。
● 將雙手往上伸直，然後慢慢向後傾斜及彎曲，一邊緊縮臀部直到雙手碰到牆壁，眼睛始終看向雙手。
● 慢慢地將手沿牆壁向下走。你的目標是扶牆向下，直到完成站姿全橋。
● 然後慢慢的躺回地面，再坐起並站起來。

扶牆下橋式做五次，休息後再做一組，完成兩組。

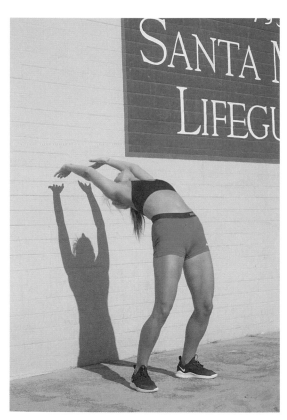
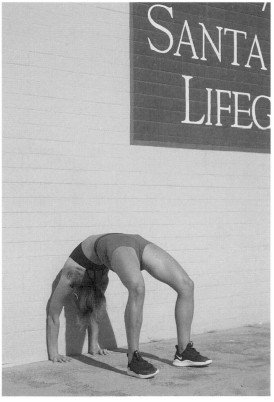

扶牆上橋式 BRIDGE WALK-UPS

扶牆上橋式要比扶牆下橋式困難得多，所以第一次嘗試時不要喪氣。扶牆上橋式的訓練站是站立輪式的必要步驟。達到這一個體能及技巧的水平後，你將擁有鋼鐵一般的背肌！

● 往後下腰沿著牆壁走，直到完成站姿全橋。

● 稍作停頓後將雙手向後扶牆往上爬，擠壓臀肌，並在再次站起來時將臀部稍微向前推。

● 練習的次數越多，實際上用雙手幫助你站起來的需求就越少。

最終，你的努力將會讓你從橋式到站起來的整個過程不再需要依賴手的幫助。
在往進階動作挑戰之前，請做扶牆上橋式每組五次，並完成二組。

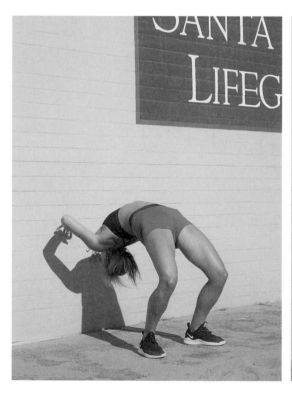 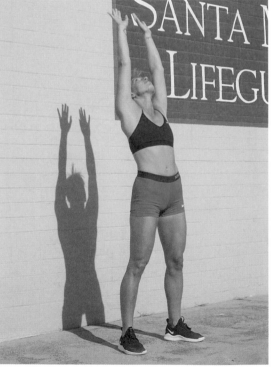

站立輪式 STAMD-TOSTAND BRIDGES

站立輪式是背肌肌力和延展性的最終測試。如果你可以做一次，那已經很厲害了。如果你可以連續完成十次，你實在太令人驚艷。在嘗試站立輪式之前，你應該能很順利的完成扶牆下橋式及扶牆上橋式。

即使你擁有了必要的肌力強度和柔軟度，對於大多數人而言，站立輪式最具挑戰性的部分就是從站立位置降低到橋式。所以，如果一開始這太令人生畏，嘗試在可能跌倒的地方放一個枕頭，或者至少確定自己在一個比較柔軟的表面上（請第一次的橋式時，不要選擇在混凝土地板墊枕頭）。

- 在你盡可能往後往下仰並降低身體時，都要一直控制自己的力量直到完成站立輪式。手觸地時用肩膀將身體整個推高。
- 接下來是困難的部分：重新站起來。壓縮臀部肌肉、收緊核心，並在站起來時將臀部往前推。

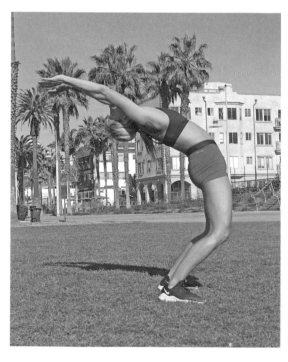 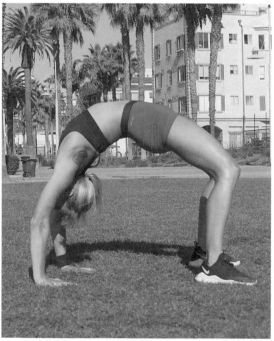

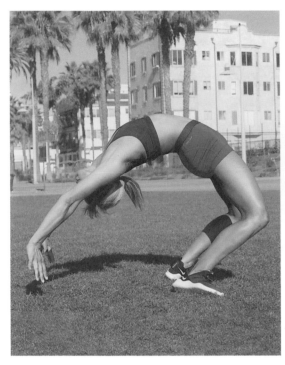 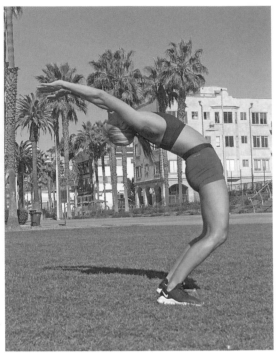

● 最後一段要站起來時身體可能會有一些搖晃，並利用一點動力來幫助你超越瓶頸。

完成五次完整的站立輪式。

其他鍛鍊下背肌力的運動

　　如果你在練習橋式系列動作時遇到困難，或者只是想要其他著重於下背部、臀部和核心的鍛鍊，以下介紹的動作能為你達到此特定目的。

單腳橋式 CANDLESTICK HIP BRIDGES
● 仰臥，膝蓋彎曲並且雙腳踩在地板上。
● 將一條腿筆直往天空抬高，同時利用核心縮緊臀部並將臀部及髖部盡可能抬高。
● 再將臀部及髖部放低至地面，兩側都要練習。

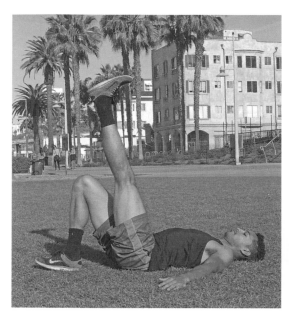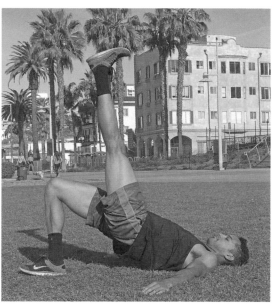

跪姿撐體 *BIRD DOG*

● 雙手雙膝及地呈跪姿，手肘與肩膀呈一直線，微縮下巴，延長脖子。
● 將單腳腳趾壓在地面，然後水平伸長另一隻腿和不同側的手臂。你應該感覺到臀部在
　支撐著抬起的腿。

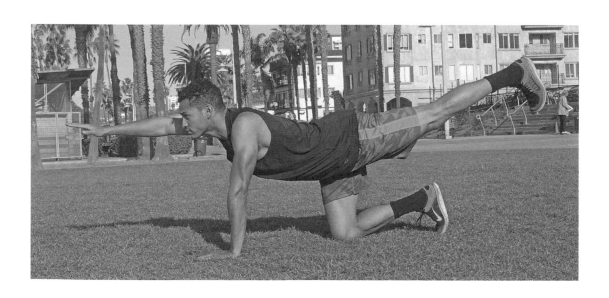

- 當你感覺到下背部的肌肉開始費勁，那個強度對你來說就足夠了。
- 放下抬起的手臂及腿，兩側輪流訓練。

超人式 SUPERMAN HOLDS

- 面朝下，腹部著地，雙手伸直貼在兩耳旁。
- 自然的抬起手臂和腿。你的手臂應該伸直並靠近在耳朵旁，然後盡可能地抬高。你會感覺臀部肌肉相當的用力，確保腳趾也離開地面。
- 當你維持姿勢時，嘗試讓雙腿盡量的併攏，保持一小段時間。

超人撐體 SUPERMAN RAISES

- 面朝下，腹部著地躺在地上，然後做超人式，使雙腿盡可能併攏。
- 保持姿勢一段時間，然後再放低。來回撐起及放下的動作數次。

超人搖擺 SUPERMAN ROCKS

- 以超人式做準備，然後將臀部向後傾斜，雙腳在空中抬高，身體向前搖動。

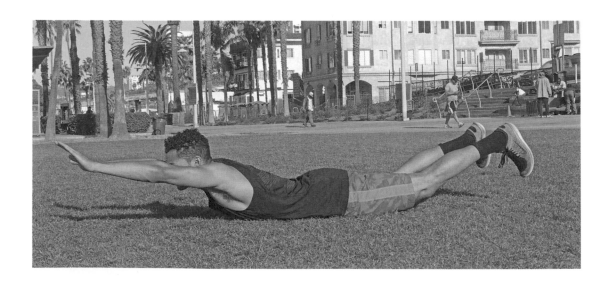

- 立即將肩膀向後拉,並且將你的手向上拉抬,以使上半身抬起,此時雙腳會接近地面。
- 專注於擠壓臀部和利用臀肌產生動力。切勿讓手或腳接觸地板。

立定後翻 KICKOVERS

- 以站姿全橋做準備,然後身體向前搖擺,盡可能的往肩膀方向推。
- 當你感覺推力到達最遠的點,單腳用力向上踢,並順勢抬高雙腿呈倒立姿勢直到身體翻躍過去。
- 目標是著地時以雙腳落地,若以軟柔體操的方式站起,可同時將雙手伸直貼近耳朵兩側。

其他免器材的核心練習

以下訓練動作也是不需要任何設備就能完成,所以,無論你身在何處都能做。這些訓練是挑戰自我,為鍛鍊增添多樣性的絕佳方法。

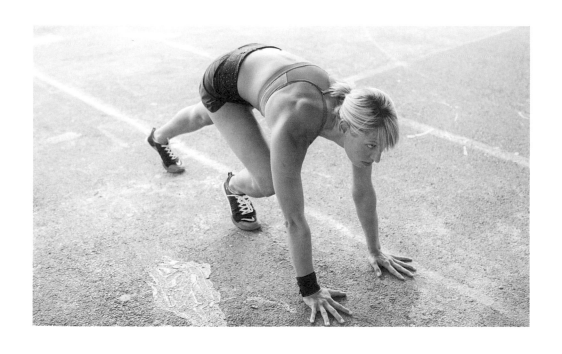

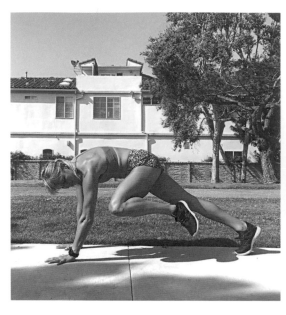
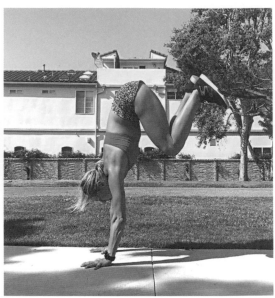

登山者 MOUNTAIN CLIMBERS

- 手腳撐地以棒式做準備，注意將雙手伸直，肩膀放在雙手正上方。
- 利用肩膀將全身抬起，收緊自己的核心。
- 將單腳膝蓋彎曲向前抬起，同側手掌也向前移動一步。
- 抬起的腿回到起始動作，抬起另一條腿，膝蓋彎曲向前，並將同側手往前移一步，再返回到起始位置。注意保持核心緊實，不要讓臀部下垂。

一旦掌握了動作流暢性，請提高動作的速度。

平板式曲體跳 PIKE JUMPS

- 以下犬式做準備，雙手雙腳放在地板上，雙手與肩同寬。
- 盡可能地將腳跳高，往左或左的一側落地。
- 嘗試不要停頓，立即跳到另一側並重複。

側棒式 SIDE PLANKS

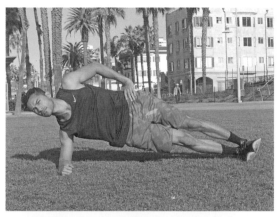

- 手肘及雙腳著地，肩膀將身體推高並收緊核心，以肘撐平板的動作做準備，。
- 將身體完全傾斜到一側，以單手肘保持平衡，腳可以彼此疊放或前後疊放。
- 全程收緊核心，確保臀部沒有下垂。

要給此練習增加其他挑戰，可嘗試將腰部向地面傾斜，然後回到原位，或者將同側手臂及大腿伸展向上，像一個星星的形狀並保持這個姿勢。

蜘蛛人側棒式 SIDE PLANKS WITH CRUNCH

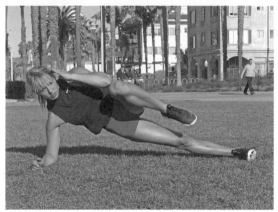

- 以側棒式做準備。
- 將上肘和同側膝蓋彎曲並盡可能靠近，全程臀部勿下垂。
- 返回起始位置。重覆動作數回，兩側輪流做。

曲膝仰臥起坐 SIT-UPS

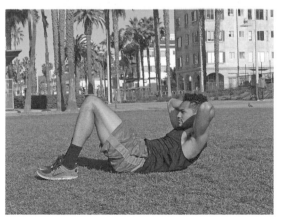

- 平躺在地上，膝蓋彎曲並且將雙手環抱在握頭部後方。
- 注意力放在核心，全程集中力量保持腹部緊繃將自己從地面將自己上半身帶動至接近膝蓋。

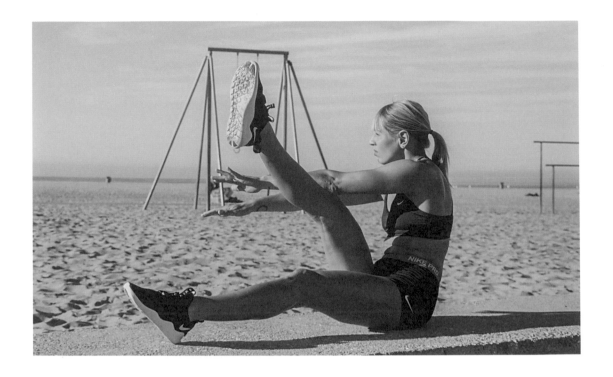

捲腹分腿起坐 SPLIT LEG V-UPS

- 下背部緊貼在地上，雙手及雙腳向上向下延展，集中精神在你的腹部核心並將它收緊，進入展體端腹姿勢。
- 手腳盡可能延長，然後用核心力量將身體捲起，將一隻手臂伸向另一側腳，同時保持雙腿伸直。
- 放低腰部，重複另一側，然後來回數次。

曲腿仰臥起坐 STRAIGHT LEG SIT-UPS

- 平躺在地上，膝蓋彎曲並且將雙手環抱在頭部後方。

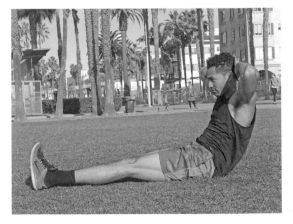

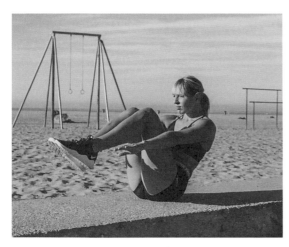
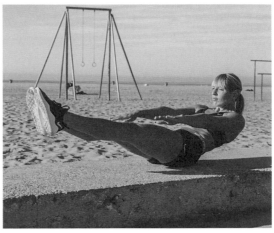

- 注意力放在核心，感覺腳指尖往下壓並保持雙腿緊繃緊靠在一起。
- 利用你的核心肌力讓自己的上半身坐起來。

捲腹曲伸 V-UP IN/OUTS

- 伸直雙腿及手臂進入躺姿端腹的姿勢。感受你盡力的延長身體。
- 將身體捲起，膝蓋彎曲接近胸部，手臂則伸向腳趾。集中精神保持膝蓋併攏，腹肌將身體往前拉。
- 放低下背部，控制身體降低到起始位置。

捲腹上舉 V-UPS

- 伸直雙腿及手臂進入躺姿端腹的姿勢。感受你延長身體。
- 延長手腳的同時，將你的手臂和腿往上抬呈 V 形，雙手盡可能觸摸腳趾。
- 在縮緊腹肌用手去接近腳趾的同時，保持手腳伸直。

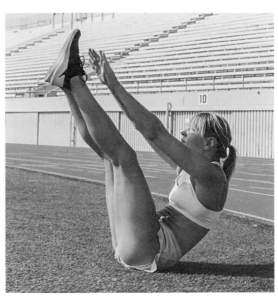

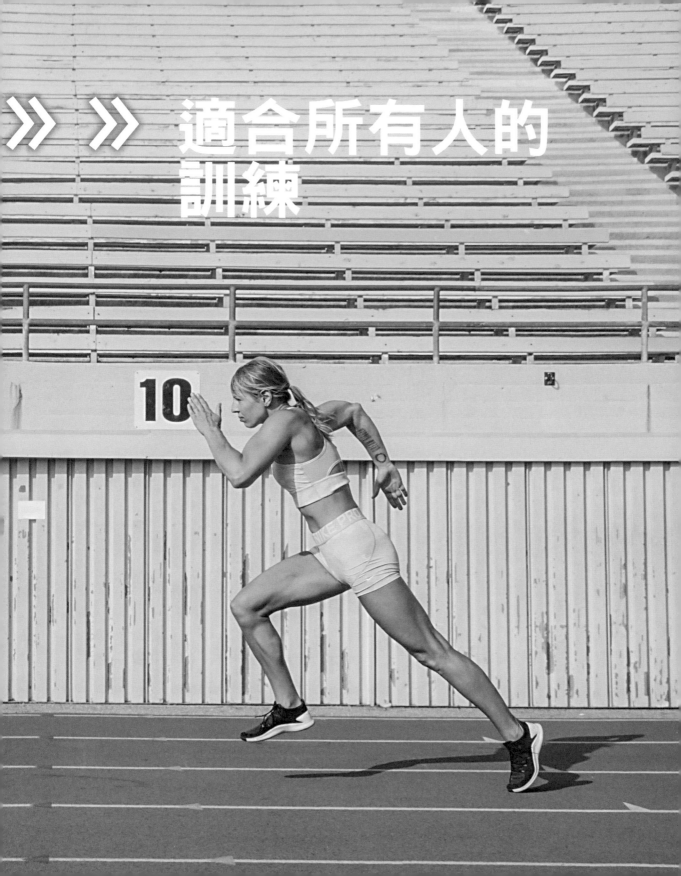

» » 適合所有人的
訓練

波比跳 ：為什麼是你最需要的運動

　　波比跳是眾多訓練中令人最愛又最恨的運動之一，但由於它提供了令人讚嘆的健身效益，所以波比跳受到運動人士的喜愛與推薦。

以下有五大理由，告訴你波比跳為何應成為你的課表中的最愛：

1. 波比跳使你的身體成為燃脂機器。

波比跳運動是高強度的全身運動，能為訓練者燃燒大量的卡路里。更妙的是，波比跳可以全天加速你的新陳代謝，即使你做完這個訓練已經很久了，你的身體也會整天持續燃燒更多的卡路里。因此，如果你想減重，請省略臥式自行車和漫步橢圓機，以波比跳取代就對了。

2. 波比跳讓你更強壯

波比跳是一項全身性的力量訓練，是功能性健身的終極典範。每一回動作會訓練到全身百分之 70 以上的肌肉群，包含你的手臂，胸部，背部，四頭肌，臀大肌，腿筋和核心肌群等。經過幾組波比跳訓練後，你的腿就會感覺像灌了鉛一樣。

3. 波比跳是絕佳的體能改善訓練。

波比跳是提升適應力和耐力的最佳練習之一。無論你的目標是學習一項新的運動，訓練鐵人三項，爬一座大山，還是只是為了身材更好看，波比跳都應該是日常鍛鍊過程中有效幫助自己達到目標的訓練。

4. 波比跳隨處可練，完全不需要任何設備。

波比跳為什麼最好練？因為你絕對不需要任何設備。你可以在室內，附近的公園甚至酒店的房間裡隨時來上幾組。

5. 波比跳適合被添加到任何訓練菜單中。

波比跳節奏快，活動力強，所以這種訓練是不會無聊的。波比跳非常適合做為高強度訓練的一環或是你的一項獨立訓練。只需嘗試連續做一百次波比跳（不是真的，不過也不妨嘗試一下），你就會明白我的意思。

波比跳怎麼做

　　有些教練和健身愛好者會告訴你，做波比跳的方法很簡單，只有一種，因為波比跳是一種非常簡單的動作，所以比較多人會提出動作的意見。但是，就像進行其他任何練習一樣，波比跳也有不同的細節可以變化，每一種則有不同的重點。

　　老實說，只要你用心練習挑戰自我，我並不特別堅持你要做那一種。以上則是最常見的波比跳變化：

伏地挺身波比跳 BURPEE WITH A FULL PUSH-UP

- 從站立狀態開始，然後雙手雙腳觸地準備接下來的伏地挺身動作，接著進行一次伏地挺身。
- 立即將腳往前跳向手的位置。
- 全身直立往上跳起，在最高點抬高雙手拍出瀟洒的掌聲。

棒式波比跳 PLANK-STYLE BURPEES

- 從站立狀態開始，然後雙手雙腳觸地呈棒式的動作，然後將腳往前跳向手的位置，再立即全身直立往上跳起。
- 保持你的核心和臀部肌肉緊縮。

胸部及地波比跳 CHEST-TO-FLOOR BURPEES

你可能在混合健身（CrossFit）的運動場館或總合格鬥技（Mixed Martial Arts，MMA）訓練中最常看到這一種波比跳，這是引發最多爭論的波比跳法。

- 從站姿進入深蹲，將手放在地板上，然後迅速將腳向後踢至雙腳撐地，這時使胸部會幾乎碰到地板。
- 下個動作不是做一個完整的伏地挺身，而是胸口微彎，將腳往前跳向手的位置，然後立即全身直立往上跳起，在高點時吸氣。
- 注意一直保持核心和臀肌收緊。

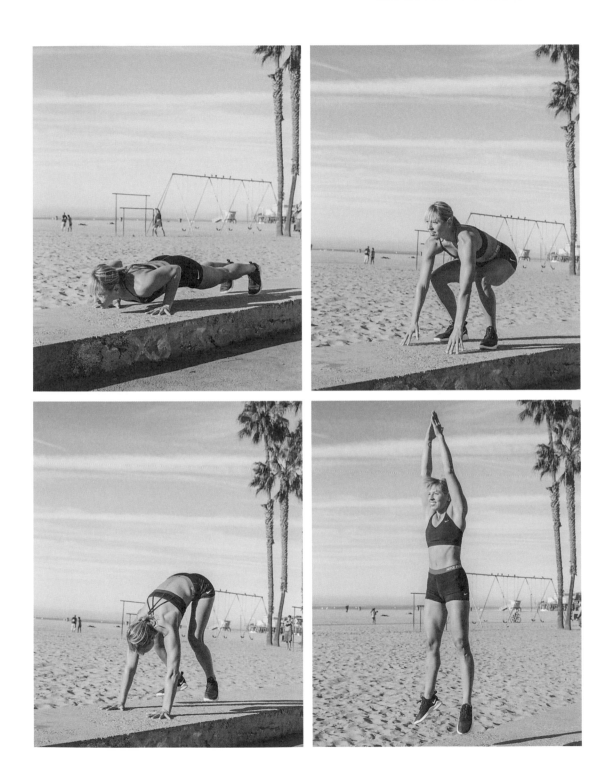

如果你現在有一點遲疑：不會的，這種波比跳法不會那麼容易傷到你的背部，事實下，你的背部就是用來做這類彎曲動作的。然而，如果你以前就有背部問題，棒式波比跳或伏地挺身波比跳則是最安全的選擇。

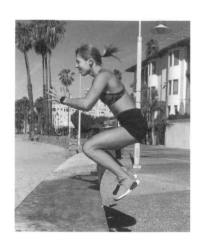

結合波比跳的酷訓練

如果常見的波比跳對你來說已經不夠了，或者你想混合一些不同的動作，接下來介紹的波比跳變化是即酷又值得嘗試的訓練：

波比跳箱 BURPEE BOX JUMPS

● 立定於彈跳箱或堅固的高架表面之前，選擇一種波比跳，在站起後不要筆直向上跳，改跳到箱子上。

● 從彈跳箱中跳下或走下，然後立即做另一個波比跳。

波比橫向跳 BURPEE LATERAL JUMPS

● 從一個伏地挺身，棒式或胸部及地波比跳動作起身，接著不是往上跳，而是往左或往右跳到一側。

● 立即做另一個波比跳，然後跳回到起始位置。

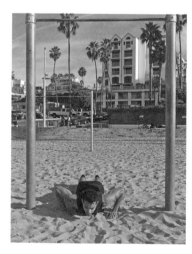
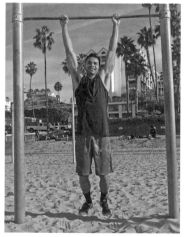
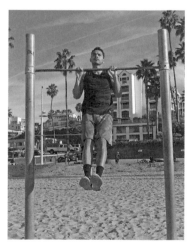

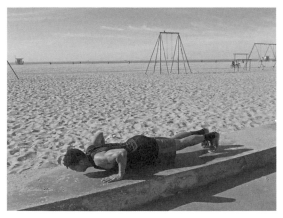
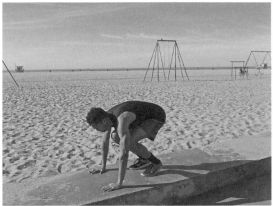

波比跳引體 BURPEE PULL-UPS

- 站在高架的單槓下方，做一個波比跳。起身往上躍時不用拍掌，而是拉住單槓做一次引體向上。
- 踏回地面並重複動作。

波比跳上階 BURPEE STEP-OVERS

- 站立在彈跳箱或堅固的高架表面的側面。
- 做一個波比跳，起身後用單腳踩到箱子上，然後跟上另一隻腳，使你站在箱子的上方。
- 用單腳踩地，然後另一隻腳跟著踩到地面，立即做下一次波比跳上階。

波比抬膝跳 BURPEE TUCK JUMPS

- 做一個完整的波比跳，跳起時不將手伸來拍掌，而是做一個抬膝跳躍。
- 跳躍時集中注意力，保持膝蓋併攏並靠近胸部。

登山者波比跳 MOUNTAIN CLIMBER BURPEES

- 波比跳呈棒式時立即做四個登山者，左右側各兩個。
- 爆炸性地往上跳，雙手伸向天空。
- 回到起始位置並重複。

下半身增強式訓練

　　如果你想使自己的狀態提升到新的體能水準，沒有比在訓練中增加增強式訓練更好的方法了。

　　增強式訓練（Plyometric 或簡稱 Plyos）目的在短時間內施加最大力量，幫助你提高速度和力量。它們是每位運動員訓練中必不可少的部分，你也一樣！

你為什麼需要規律的增強式訓練

● **增強式訓練可以加快你的心率。**

快速提高心率是高強度間歇訓法的主要好處之一。透過定期的高強度間歇訓法，你會擁有一顆更強壯、更健康的心臟。

● **增強式訓練讓你的體質成為燃燒脂肪的機器。**

增強式訓練時，你不僅會燃燒更多的脂肪，而且體能訓練的後燃效果也會持續著。這意味在完成運動後 24 到 48 小時，你的身體都會成為燃脂機器。

● **增強式訓練可以提高你的運動表現。**

這種訓練內容幫助你提高幾乎所有類型的運動表現，無論是籃球，拳擊，格鬥，足球還是任何與球相關的運動。即使是長跑運動員也可以從體能訓練中受益，因為他們通常需要在比賽的最後階段衝刺。經由這種訓練方式，你所擁有的更大肌力是及時有效的助力。

● **增強式訓練打造肌力與爆發力。**

定期做增強式訓練確實可以幫助你增強爆發力。而且，這種訓練法只需要利用自己的體重，就能使你擁有更強大的肌力與爆發力時也變得更快。

● **增強式訓練是少即是多的最佳證明。**

　　如果你的目標包括增強力量、變得更快、更苗條並且成為更強大的運動員，那麼你就應該定期的進行增強式訓練。

　　你一定要知道增強式訓練是在相對較短的時間內完成。儘管當體能訓練需要消耗身體大量的能量，但是你在有感覺之前就已經結束了。

以下介紹將下半身訓練提高到新水平的運動方法：

跳箱 BOX JUMPS

跳箱動作能帶來許多好處，包括提高速度，增加協調性、垂直跳躍力和整體的運動能力。

如果你是跳箱新手，首先需要建立信心，告訴自己可以用兩隻腳跳到更高的平面上。

● 站在彈跳箱或堅固的高架平面前，稍微彎曲膝蓋，然後跳到箱子上。
● 確實用雙腳落在箱體的上方，然後稍微仲直雙腿再踩下或跳回地面。

如果從地上跳到箱子上的過程不如你期望的那樣順利，請不要過分喪氣。以自己的節奏練習，保持安全，針對時間的掌握度會表現在你的速度與協調性。

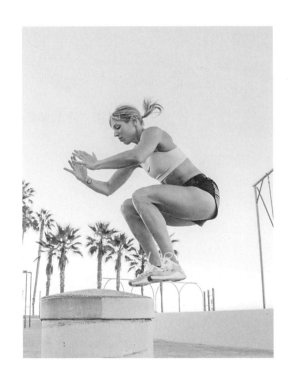

跳箱練習可以從較小的彈跳箱或穩固的高架平面開始，然後隨著跳躍動作的進步逐漸增加其高度。

為了使跳箱訓練具有最大的爆發力，請嘗試在兩次跳躍動作之間不要停頓。

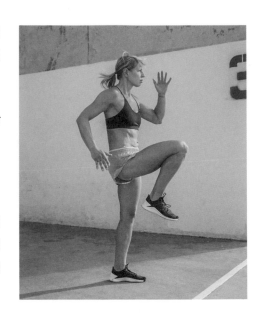

高提腿 HIGH KNEES

高提腿是一項與短跑有幾乎相同功效的訓練，卻不需要移動到任何地方。因此，當你沒有足夠的空間時，高提腿是完美的替代運動，也是其他鍛鍊項目最好的附加動作。

- 將單腿膝蓋盡可能地向胸部提高。
- 立即將其放在地面上，並用另一腿膝蓋替換它。

膝蓋提高時，應於保持身體盡可能緊繃，在整個運動過程中，收緊核心並將肩膀向下和向後放（而不是將肩膀聳到快接近耳朵）。就像跑步衝刺時一樣，用胳膊帶動你前進，並盡量以最快的速度交叉抬腿，同時保持身體挺直的姿勢。

滾背跳躍 CANDLESTICK JUMP-UPS

- 從站立狀態開始，往下蹲再順勢向後滾動，然後將雙腿抬離地面，垂直立於上方像一個燭台的樣子。
- 盡量使膝蓋保持筆直，並在收腹時將腳趾尖下壓。
- 彎曲膝蓋並迅速將下半身放低，臀部碰到或幾乎碰到地面。
- 利用翻滾的動力讓上半身向前傾斜，並順勢站起來。
- 立即跳躍空中，手臂伸向天空，然後重複。

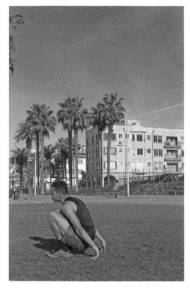
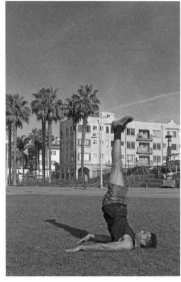
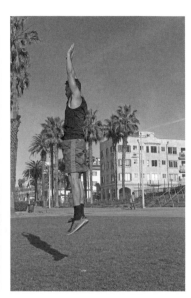

弓箭步交互跳 JUMP LUNGES

- 以弓步姿勢開始，蹲下時後腿的膝蓋距地板約數英寸。
- 猛然地跳起來並切換腿的位置，讓後腿往前，前腿往後。
- 重複跳躍及換腿做弓箭步。

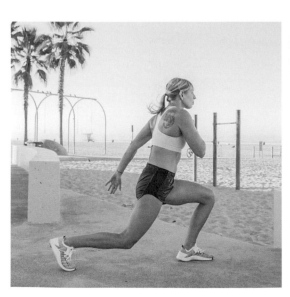
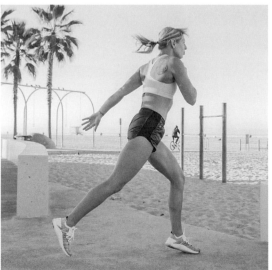

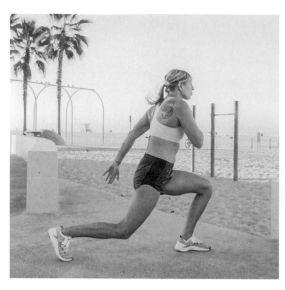
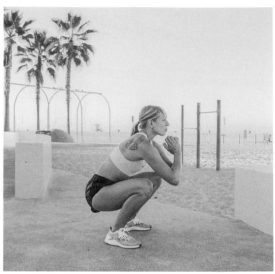

深蹲跳躍式弓箭步 JUMP LUNGE SQUAT COMBO

- 以弓箭步姿勢開始，蹲下時後腿的膝蓋距地板約數英寸。
- 猛然地跳起來並切換腿的位置，讓後腿往前，前腿往後。接著，再換腿重複此動作。
- 弓箭步交互蹲跳各一次後再跳起來，但這次雙腳左右平放，順著跳躍的動力深蹲。
- 再跳起來，重複前述弓箭步蹲跳。

跳遠 LONG JUMPS

- 雙腳站立與臀部同寬。
- 彎曲你的膝蓋並用手臂產生動力，猛然地向前跳躍，目標是愈遠愈好。

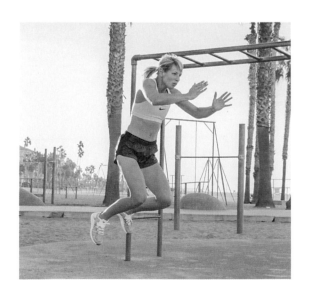

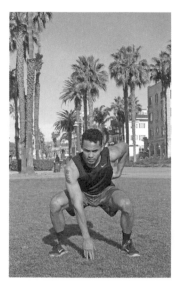 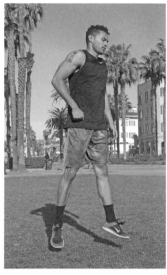

深蹲跳躍轉體 SNOWBOARDER JUMPS

● 雙腳站立與臀部同寬，然後深蹲至大腿大約與地面平行。
● 爆發式的跳起，在空中旋轉 180 度。
● 雙腳落地時再做回深蹲的姿勢，然後重複跳躍及轉體。

深蹲跳 SQUAT JUMPS

● 雙腳站立與臀部同寬，然後
深蹲至大腿大約與地面
平行。
● 使用手臂擺動的動力，盡可
能爆發性地跳高，再回到深
蹲姿勢。
● 不要停頓，立即再跳起來。

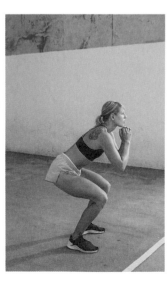 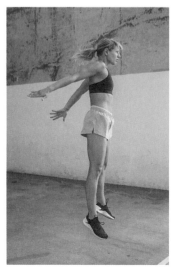

提膝跳 TUCK JUMPS

● 雙腳站立與臀部同寬，然後盡可能跳高起來，同時將膝蓋靠近你的胸部。
● 讓雙腳很快地著陸並立即重複動作，避免跳躍之間暫停。

增強式訓練有許許多多的變化。其實，只需在徒手自體重量訓練中添加需要動能的動作就可以做為增強式訓練。運用創意，你會在健身訓練中獲得樂趣！

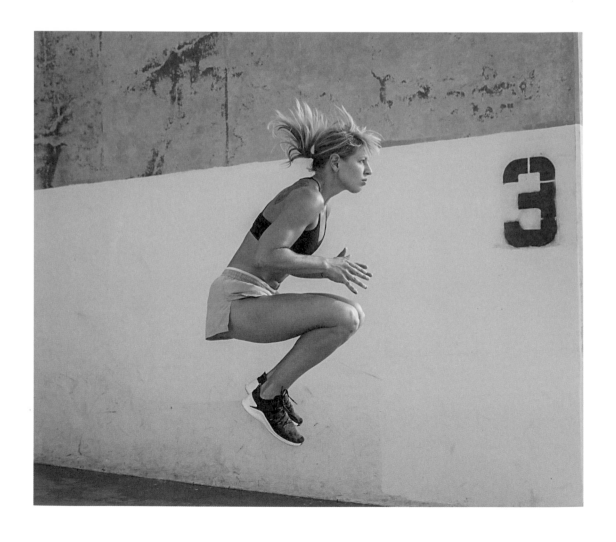

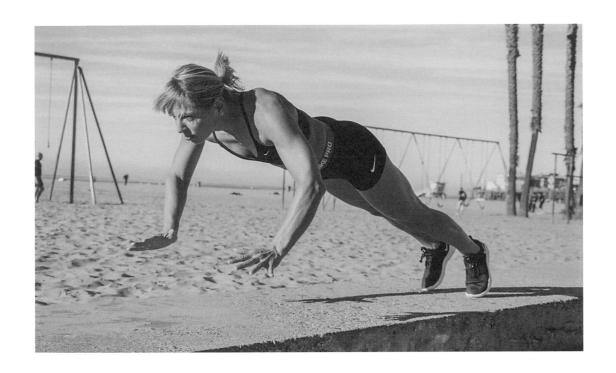

上半身增強式訓練

　　大多數人聽到增強式訓練時，會以為是一些著重在下半身的鍛鍊，例如深蹲跳和弓箭步交互跳等。但是，有很多動作能同時達到上半身的增強訓練，接下來介紹一些增強式俯地挺身的系列動作，它們是增強上半身力量和爆發力的好方法，一旦上半身的訓練有了成效，對於例如拳擊或任何格鬥運動是關鍵的進步，甚至有利於籃球、網球或其他需要上半身肌力的運動。

　　以下介紹最有效的下半身訓練，可以提升你的上半身肌力去適應更高等級的各種運動。

推地板伏地挺身 PUSH-UPS WITH FLOOR PUSH-OFF

這是最簡單的伏地挺身（動態動作或稱為掌上壓）變化，如果你以前從未試過，那就應該從此開始。

- 以伏地挺身動作做準備位置，收緊你的核心，然後由肩膀將身體向上推。
- 手臂半彎曲像做半個伏地挺身，不需要持續向下俯身即向上撐體，爆發性地將上半身抬高，同時使你的雙手離開地面。即使很短暫的離開地面也很好。

如果推地板伏地挺身現在你來說太難，你也可以改將雙手放在較高的表面（例如沙發或櫃台）等簡單化這個動作。

彈地式掌上壓 PUPSH-UP HOPS

- 與前述的推地板伏地挺身（掌上壓）相同，只是這個動作講求雙腳也一起跳起來。

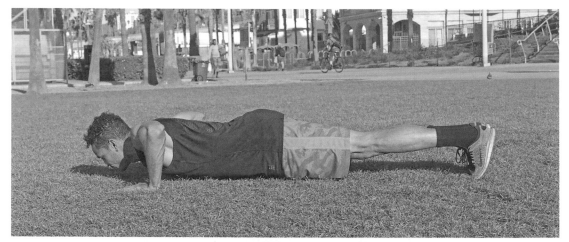

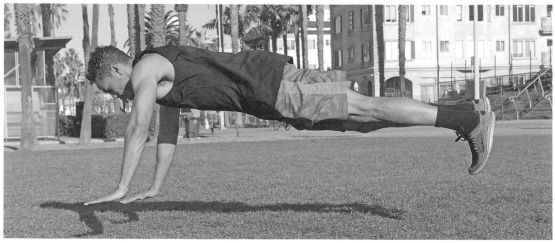

- 這類爆發力型的伏地挺身變化式確實需要更多的協調性，因為你的腿自然比手臂更有力量，於是應該減輕力道。

前高後低拍手伏地挺身 HANDS-ELEVATED CLAPPING PUSH-UPS

- 將你的手放在箱子，長凳或一堆墊子上做伏地挺身的動作，同時縮緊核心。
- 手臂稍微彎曲，伏地挺身一半，然後推直手臂並爆發式地往上推，以便雙手離開支撐面一會兒。

平面愈低挑戰性愈高，可依訓練階段調整。

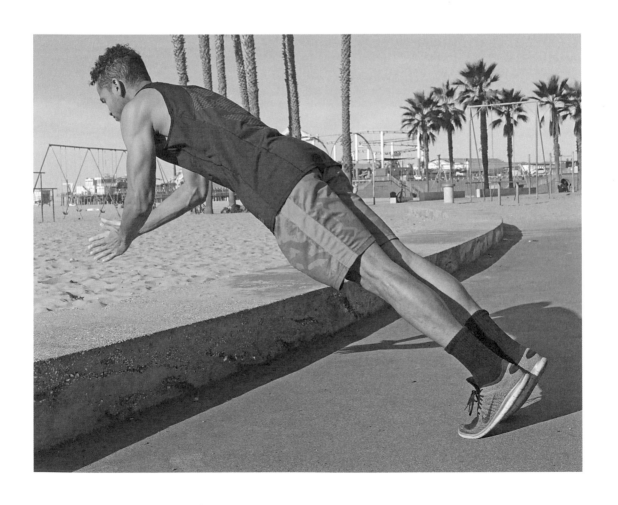

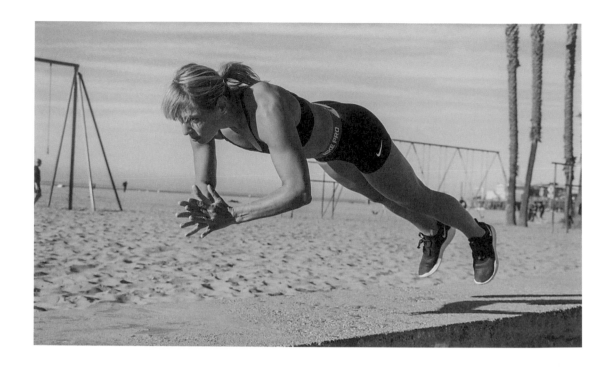

拍手伏地挺身

與前高後低的拍手伏地挺身一樣，只是你要將手放在地面上進行。

如果你擔心自己會臉朝下摔落在地上，可嘗試在柔軟的地面（例如運動墊或草皮）上練習。

其他增強式伏地挺身變化

一旦你可以連續做十個或更多次拍手伏地挺身，你的訓練應該再增加一些創意。以下的建議就適合更高階或正在尋找更大挑戰的運動員：

- 伏地挺身推地雙拍掌
- 伏地挺身推地背後拍掌
- 超人式伏地挺身

健身招式的變化是無窮的。一如即往，用你的創造力並從訓練中獲得樂趣。

跳繩打造更好的身型

拳擊手和精英運動員將跳繩列入有氧和調節運動的常態性訓練課表是有原因的：這是一種廉價，有效的訓練，也是塑造及保持身材的有效方法。

如果你從小就沒有撿起跳繩，那可能會訝異跳繩怎麼那麼難。如今的你即使有很好的體能，跳繩仍然是另一個世界的挑戰，它需要你強壯的雙腿，協調性，還會讓你達到最大攝氧量（VO2 max，你的身體在劇烈運動中的最大攝氧量）。短暫的跳繩就可以讓你的小腿開始疼痛，並且在跳繩後的短短幾分鐘內呼吸困難。

但是，不要讓這樣的描述嚇到你，因為跳繩只要有做就可以保持較長的體能。固定的練跳繩能讓你在很短的時間達到結實的體態，更別說在你不斷挑戰及嘗試更困難的變化時還能雕塑身型。

毫無疑問地，跳繩將是你買過即便宜又最值得的健身器材，不僅佔用的空間小，還輕便到沒有不買的理由。跳繩可說是提高心律毫無迴避的運動方法。

選擇正確的跳繩

用太短或太長的繩子來跳，是跳繩運動變得困難，效率較差的原因。

當你購買了一條新的跳繩時應該做的第一件事，就是調整跳繩的長度。跳繩在對折時，長度應該及胸（如果你是跳繩運動的進階者，繩長便可以略為縮短）。

當跳繩太長的時候，只需打一或兩個結即可。

在訓練中加入幾種不同的跳繩變化，是提高身體素質並改善協調性的絕佳方法：

單跳 SINGLE-UNDERS

單下跳繩是最先想到的方式，也是跳繩運動最基本的形式。

- 雙手抓住跳繩，從你的正前方擺動，然後雙腳越過。
- 嘗試在跳繩時收緊全身肌肉。
- 雙腿併攏，跳動積極的利用核心肌肉。
- 盡量使兩手靠近身體兩側，而不是將肘部和手臂向外張開。

注意：如果你要做本書後面介紹的雙跳來取代跳單下，則每個雙跳前要先做三個單跳。

雙跳 DOUBLE-UNDERS

雙跳長期以來一直是拳擊手和其他格鬥運動員必接受的訓練。這個訓練對於整體體能的調節，動作的協調性和增強耐力有難以置信的奇效。如果你曾經參與混合健身 CrossFit 的課程，也可能遇過這樣的練習。

儘管雙跳的概念很簡單 -- 就是跳一次繩索甩動過腳兩圈，不過，這個動作實際需要運用大量的速度、力量和協調性。預計要花上幾週甚至幾個月的時間才能真正熟練的連續跳出雙跳。

畏縮了嗎？不要擔心。是的，雙跳需要時間和練習，然而你或快或慢一定能夠做到。

在練習雙跳時要牢記以下幾點：
- **先從幾個單跳開始。**

  先做幾個單跳，然後再嘗試一或兩個雙跳，對掌握這個練習會有幫助。
- **肌肉用力。**

  收緊核心，保持雙腿併攏。如此對訓練時的效果和控制有幫助。

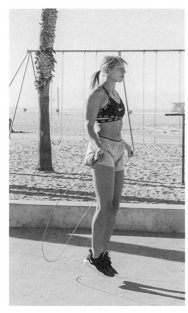 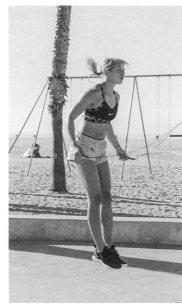 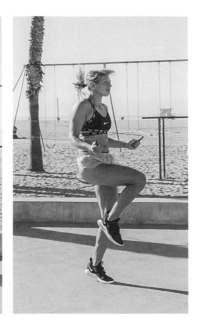

- **利用腕關節。**

  手臂靠近身體，並使用手腕而不是手臂來旋轉繩索。否則，肩膀很快就會疲勞。

- **盡可能不要彎曲膝蓋。**

  跳繩時盡量保持雙腿伸直，腹部微收類似端腹的姿勢，而不是將膝蓋彎曲做提膝跳。

  這也是學習雙跳更有效的方法，同時有助減少疲勞現象。

最重要的是，練習，練習，練習！只有持續的練習，否則永遠不會跳得更好。

高抬腿跳繩 HIGH KNEES USING A JUMP ROPE

高抬腿跳繩時，一邊抬高膝蓋一邊越過繩子，這需要比單做高抬腿跳躍需要較大程度的協調性，因此，如果你不小心絆倒了，不必擔心，你會很快跟上這個訓練的韻律的。

　　與其他跳繩技巧一樣，請握住繩索，手臂靠近身體兩側，而不是將手臂張開，跳繩時像繞個大圓一般。對的姿勢會協助你將精神集中在伸直膝蓋來跳躍，也不會造成肩膀的過度疲勞。

其他花俏的跳繩變化

　　一旦掌握了跳繩的基礎動作，你可以讓跳繩訓練變得更有創意。以下是一些有趣的技巧。

連續交叉跳 CRISSCROSS ARMS
- 在跳躍之前，將左手放在右側，右手放在左側，呈雙臂交叉的姿勢。
- 越過第一跳後，立刻恢復正常的雙手姿勢再接著下一次跳躍。

連續交叉腳 CRISSCROSS FEET
- 跳躍之前，請將雙腳前後交錯併攏。
- 躍過一跳後恢復正常站姿再緊接著越過下一個跳躍。
- 交換腳的前後位置，以交叉、回正；再交叉、回正的次序持續。

前後跳躍 FRONT-TOBACK JUMPS
在越過繩索時，雙腳向前和向後跳躍。

左右跳躍 SIDE-TO-SIDE JUMPS
越過繩索時，雙腳一次向左，一次向右跳動。

左右甩繩 SIDE SWINGS
雙手握住跳繩，先往身體的一側甩過一圈後，兩手展開越過繩索，順序可在熟悉後做變化。

單腳跳繩 SINGLE-LEG JUMPS
跳繩時，抬起一隻腳，用單腳越過繩索。

衝刺，打造一個精實有力的身體。

　　儘管我個人並不是長距離跑步的忠實擁護者，但毫無疑問，短跑是打造爆發力和增強體能條件的最佳練習之一。短跑也是減脂，建立苗條而有力的身體的最佳訓練之一。

　　短跑衝刺對大家來說似乎是不言自明的運動，實際上這也有一些技巧可以使衝刺更加有效率和強大。下一次做短跑時請記住這些。

● **以對的腳出發。**

　　大多數的右撇子要用左腳起步，而大多數左撇子的人則建議以右腳起步。利用正確的腳步出發就是效率的開始。

● **衝刺要用最有力的腳起跑。**

　　有力的腳會給你最大的力量，這就是為什麼這隻腳是表現速度的強項。

● **僅有腳趾和蹠球部區域接觸地面。**

　　前腳掌的球型面稱蹠球部，快跑時蹠球部一碰到地面，你唯一要做的事就是馬上把它彈離地面，而腳跟離地會使你的步伐更輕、更快。

● **跑出循環律動。**

　　像騎自行車的人那樣思考，以雙腳打圈的方式移動你的腳，將大腿向上抬高至與地面平行，然後上下推動膝蓋（而不是蛋型或伸腳的動作）。

● **腹部核心稍微向前傾並使用核心力量。**

　　利用地心引力發揮你的優勢，在短跑時將身體稍微向前傾斜，這個動作會讓每一步都更有效率。全程都要利用核心的力量。

● **縮短步幅。**

　　儘管看起來似乎違反直覺，但跨步較長事實上效率較低，浪費身體的能源。專拉於小步幅，快速的步伐，可以展現最大的效率和速度。

- **後腳踢向臀部。**

  當你利用一腳的蹠球部及腳趾將身體向前推時，另一腳則在每次跨步時將腳跟朝著臀部抬起。

- **擺動你的手臂。**

  手臂成 L 形。刺拳至下巴，再盡可能向後抽肘，以獲得動力。

- **呼吸！**

  從起步到最後衝刺都放鬆自然的呼吸，試著將呼吸同步到腳步的節奏中。如此將幫助你因肌肉緊張而浪費能量。

- **短距離才衝刺。**

  為了最大程度地提高速度，在你最快的時間裡進行這個訓練。這意味著你一次的衝刺時間不要超過 20 到 30 秒。大約 30 秒鐘後，你輸出的力量就會隨著時間自動地減少。

健身菜單

**唯一定義極限的方法
就是超越他們。**
— 亞瑟・查理斯・克拉克　ARTHUR C. CLARKE

　　儘管你可以按照自己喜歡的順序嘗試本書中的練習，但是大多數人還是想知道如何將它們盡可能有效地組合在一起。以下規劃了為期八週的健身菜單以強化全面性體能為目標，不但是你運動技能的彈藥庫，同時能讓你在較短的時間內變得更健康，更快，更強壯。這套課表也可以分開當做獨立的課表，或是做為進行任何特定運動的訓練項目，例如瑜珈或你喜歡的其他活動。

　　根據我多年的培訓經驗組成的健身菜單，考慮的一直是最佳的訓練效率和最大成效。鍛鍊的內容適用於各個級別的健身愛好者，因此，無論你是頻譜上的哪個等級都可以利用。

　　在開始之前，應該了解一些事情。

入門

　　首先，你需要先選擇「運動員訓練計劃」（一周三次）或「超級運動員訓練計劃」（一周五次）。這完全取決於你想多久訓練一次。如果你是個初學者，運動之外的時間總有許多其他運動或活動要做，或者你是屬於瘋狂忙碌的人，那麼你可以選擇「運動員計劃」。另一方面，如果你希望將自己的力量和體能水平整體提高到一個新的水平，並且有足夠的

時間和精力，請選擇「超級運動員計劃」。

　　無論哪種方案，我都強烈建議積極的你每周至少有一整天（如果不是兩天）的休息，停止任何吃重的訓練。這不是一個選項，身體需要適當的休息得到恢復，才會長得比以前更健壯更精實。如果沒有適當的恢復時間，你很可能會受傷以及過度訓練，如此一來，萬一得重新來過就得不償失了。

　　我認識不少健壯、能力很強的運動員，曾經因為沒有適當休息而受傷。你，一定不要這樣。

　　抑或是說，從你緊湊的訓練中抽空一天並不代表著你是坐在沙發上整日不動。保持活躍的生活確實可以幫助你更快地恢復，也可以養成你定期鍛鍊身體和運動的習慣，例如悠閒地騎自行車，長距離的散步、輕鬆的爬山健行或與朋友打一場網球，都是完全可以接受的活躍休息日。

訓練進度

　　當你仔細檢視訓練菜單的內容時，可能會立即注意到的事是：每一天的訓練項目列出的是每種鍛鍊目標的終極標準版。

　　由於每個拿到這本書的人各有不同的體能水平，況且我也沒有真正與你面對面的交談並確定你想努力的目標，因此，在無法確切知道你的個人狀況下，一對一客製化的訓練菜單便無法在本書中一一詳細的表列出來。另外，設置「初學者」級別的菜單也沒有任何意義，因為一個初學者並不代表體能差，他可能可以進行較高級的增強式訓練，但不能做好一個手撐伏地挺身，而另一個初學者的狀況則可能完全相反。

　　因此，在你查看訓練菜單並說出「我不能做 X 動作！」，或者，「X 訓練對我來說太容易了！」之前，先了解我也想到你想到的事，所以請了解這本書該如何使用。

　　選擇你目前正在鍛鍊中的課表強度。換句話說，如果今天的菜單要練引體向上，而你目前正在練習跳躍引體，那麼你的個人課表就是跳躍引體。如果今天的課表列出了伏地挺

身，而你目前正在訓練單手伏地挺身，那麼你個人就要在訓練菜單中用單手伏地挺身取代伏地挺身。

如果在健身的過程中有任何時候感到疲勞並且無法繼續進行當下的強度，請立即採取較輕鬆的訓練版本，千萬不要放棄這一大項的動作或完全停止你的課表。例如，你正在做伏地挺身而中途使盡了所有的力氣，請改做上斜伏地挺身。如此一來，即使你的肌力不可避免地耗盡或不足時，仍舊可以繼續訓練，來達到繼續增強肌力和肌耐力的目的。

最重要的是，努力的完成課表！這些鍛鍊招式只有在你願意執行時才會看到全部的效果。按照固定週期要求自己，你會為自己的能力感到不可思議。

追蹤你的進度

我強烈的建議你做一份訓練日誌，把自己的進度以不論是書面或數位的型式記錄下來。用訓練日誌追蹤自己的健身過程可以幫助你保持動力，因為當你感到似乎一無所獲，想要放棄的時候，你的口誌能提醒你實際上已經取得了很大的進步。當你感到沮喪的時候，它會幫助你回顧，確信自己並沒有浪費時間。

理想中，你的健身日誌應包括：
- 訓練的日期和當天做過的項目，包括完成的次數、組數或相關的時間
- 訓練當下的感覺，含休息時間的長短等。
- 當天的 PR（個人記錄）
- 你的心情、動機目標或其他相關事項

只要你堅持一段時間定期的做記錄，有一天回顧健身日誌上那些完成的訓練及自己的進步過程，實在是非常好的感覺。

設備

不論是運動員或超級運動員訓練計劃，你唯一需要的設備是在手機

上下載間隔計時器、一個單槓、雙槓、跳繩及可以往上跳的道具（例如堅固的樓梯就很好）。

如果你想對某些練習增加更大的挑戰，可隨時盡情地拿起啞鈴、沙袋或者在背包裡放些重物一起訓練。

強度是關鍵

當你鍛鍊了一段時間，你應該相當了解百分之百全力投入的你得到了什麼回饋。只要你認真按課表完成訓練，你將變得更強壯、更精實、更快，並且在整體體能上成為一個更好的運動員。如果你一直半調子的 ... 好吧，你的收獲也是半桶水。

正如所有的老生常談，運用一些不同的工具及方法務必讓你願意投入最大的強度。

從你最困難的等級開始

每當你拿著這本書來進行高強度徒手運動和訓練時，請確定自己正在做的運動是最具挑戰性的版本。

舉例來說，如果課表裡的訓練包括伏地挺身，而你已經可以將雙手手掌放在地板上，以很好的姿勢至少進行兩次完整的伏地挺身，那麼請從標準的伏地挺身開始！不要因為擔心以後的訓練會感到疲勞而將手放在比腳高的平面上。只有你感到疲勞，並且無法以正確漂亮的姿勢完成訓練，你才用前一個階段動作來完成課表。是的，只有在疲勞的時後才選相對簡單一點的動作。

一切從最難的練習開始，才能讓你變得更強大，更敏捷。

休息時間極小化

我們都看過健身房裡許多人利用訓練項目變換時的空檔與朋友聊天，或者在組與組之間「休息」，同時查看 Instagram。實際上，這真是浪費時間又導致你的健身效果老是時間又長效率又低。

本書中的健身菜單強調最少的休息、最高的成效，於是你可以注意一下，大多數的課表設計會將上半身運動接在下半身運動之後；或者是有氧運動接在力量訓練之後等的設計。這是有意的，目的就是讓你身體的特定部位認真訓練時另一部分能夠休息，以提升最大程度的效率，同時表示你的訓練會在更短的時間內完成。

話雖如此，如果你確實需要多一點額外的休息，那就多休息吧！傾聽你的身體，在不斷挑戰自我的同時注意身體每個徵狀。

像我正陪著你一樣的訓練！

許多人聘請私人教練的主要原因不是因為無法規律運動，而是需要動力，持續性和面對面的壓力。

既然你已經有了這一本書，我想你已經有了動機和運動習慣了，而且，既然你已經有了我給你的課表，那麼最後的一塊拼圖就是我，我就在你身旁鍛鍊你，為你加油。

毫無疑問，身旁有一位運動教練或者一個同伴在那裡一起進行訓練，通常會讓你更加賣力，少了一些如果但是。因此，在實踐課表的訓練過程中，我希望你做所有能做到的項目，就像我正跟著你。你只需要對自己保持誠實，盡力而為。

我已經在陪著你訓練了！

八週變得更健康，更快，更強壯的健身菜單

下一節概述了一個為期八週的健身菜單，你可以遵循它來改變自己朝向更健康、更快、更強壯的能力邁進。開始之前，你只需要在「運動員計劃」或「超級運動員計劃」間

進行選擇。選擇哪種計劃完全取決於你，但是兩者之間為什麼都合適你呢？

為什麼你應該選擇運動員計劃：

● 你每週沒有太多時間用於訓練

● 你是剛開始做高強度運動的人，不希望把自己弄得筋疲力盡或受傷

● 你參加其他的運動和／或在健身以外的體能活動非常活躍，因此不想過度訓練

為什麼你應該選擇超級運動員計劃：

● 你已經認為自己很健康；你只想變得更精實

● 這些課表內容將是你未來八週的主要訓練來源

● 你想快速進步

● 你願意付出努力去看到並感受到結果

　　請記住，無論你選擇哪種計劃，都與強度有關。認真執行課表，規律的運動並不斷挑戰自己，我可以保證，你將比以往任何時候身材更加精實，更快速，肌力更強。

暖身

　　雖然你可能急著要跳過暖身，但是在任何運動前進行熱身是避免受傷非常重要的事。熱身時間不必太長，只要足夠使你的肌肉運動起來，並使身體暖和起來（因此稱為「熱身」）。

　　歡迎你在鍛鍊之前進行任何熱身運動，或者使用接下來針對每個肌肉群的動態熱身介紹，於此同時提高心率，然後再進行正式的課表。通常，熱身時間不會超過五到十分鐘，除非你感到身體特別僵硬或酸痛，又或者你是受傷後剛回頭來訓練。當然，當室外溫度很低身體也變得很冷時，則可能需要花更多的時間熱身。學會傾聽你的身體並適應它的需要。

　　暖身的過程，我會利用彈力帶和跳繩，但是你還可以善用周圍的任何東西，包括掃帚，PVC 水管或跳繩等。如果沒有跳繩，則可以用開合跳取換，或假裝你有繩子在原地跳躍。

完成一到兩輪，取決於暖身時的感覺：

● 轉手腕，每個方向各十圈
● 跳繩，一百次跳單下
● 前 / 後舉臂，向前及向後各五次
● 深蹲，十次
● 毛毛蟲運動，二次

轉手腕 WRIST ROLLS

● 雙手握拳，左右手腕各自慢慢旋轉數圈。
● 換方向轉手腕。

跳單下 SINGLE-UNDERS

● 使用跳繩完成一百個單下跳繩。
● 如果你沒有跳繩，可以假裝有一條繩子並在原地跳躍，或改做五十個開合跳。

前 / 後舉臂 BACK/FRONT RAISES

● 利用彈力帶，或是跳繩、PVC 類的水管或掃帚，握住它與肩同寬或者更寬一點，將其放在大腿的前側。
● 抬起雙臂向上再向後，直到彈力帶靠在大腿後側。握的距離越寬，動作越容易。

深蹲 AIR SQUATS

● 深蹲時專注於保持核心收緊，軀幹直立，並在蹲姿要起身時擠壓臀肌。

毛毛蟲運動 INCHWORMS

- 從站姿準備，向下彎腰，同時膝蓋略微彎曲，然後利用雙手向前爬走，直到呈棒式，再做一個伏地挺身。
- 雙手向後退到腳前為一次。

緩和運動

運動後的緩和運動有助身體更快地恢復，此時，集中精神做柔軟度訓練（如本書介紹的緩和動作）對於你的身體在增強肌力的同時，還可保持活動度和延展能力。

理想的情況下，你應該在運動後立即進行緩和運動，如果你的時間不夠多，請在同一天稍晚的任何時間完成，不過請確定要事先做快速的暖身運動，這樣你的身體肌肉就不會在完全僵冷的狀況下做拉伸。

如果你不常做拉伸的緩和運動，我非常推荐你採用按摩滾筒來進行緩和動作。

完成一至二輪伸展

下列伸展都保持 30 至 45 秒。記住要呼吸。

弓箭步 RUNNER'S LUNGE STRETCH

不論你每天做很多運動和/或整天大部分時間坐著，你的臀部周圍的髖屈肌應該是緊繃的。而弓箭步是伸展髖屈肌的最佳方式之一。

- 將單腿前膝蓋彎曲，垂直於腳踝的正上方，並將另一腿向後延伸，呈弓箭步姿勢。
- 收緊你的核心並壓縮臀部，在慢慢地舒展髖屈肌時延伸後腳，全程保持穩定的呼吸節奏。
- 你也可以將曲腿的同側手臂朝上，身體微微前傾，以進一步加強伸展。
- 左右兩側都確實做到。

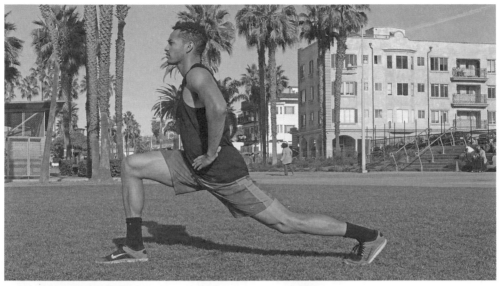

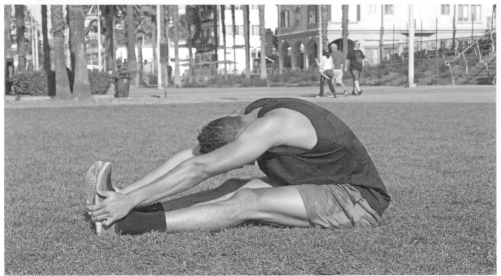

坐姿前彎 PIKE STRETCH

初學者版本：

- 雙腿伸直往前坐。
- 擠壓股四頭肌，腹部核心拉緊，兩手伸直，然後盡可能向前伸。
- 嘗試用雙手抓住腳窩達到更深層的伸展。

中級版本：
- 雙腳併攏站在牆前，彎腰俯身，上半身推向牆。
- 慢慢將自己滑下牆壁，將雙手抓著腳跟，同時保持雙腿盡量伸直。
- 距離牆越近，伸展度就越大。

鴿式伸展

這種瑜珈的主流動作是非常棒的伸展訓練，可以打開臀部並深層運動到臀大肌。無論你的身體柔軟度及訓練的目標是什麼，鴿式動作本身就能讓你受益。

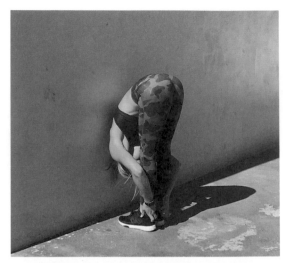

- 坐姿，將單腿膝蓋彎曲，另一條腿往後伸直。
- 雙手放在前方的地面上，身體慢慢向前推並盡可能將上半身放低。
- 最終目標是將雙手前臂完全貼地。

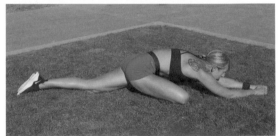

蛙式伸展

這是很好的伸展運動，有助於增加臀部和大腿內側的柔軟度。

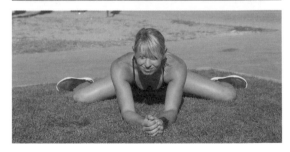

- 雙膝及地呈跪姿，雙手也放在地上。
- 上身緩慢向前傾斜，同時跨開臀部，全程保持膝蓋彎曲，小腿則則向外伸如青蛙的後腿。

- 身體盡可能降低，胸部盡量向地板傾斜，肚臍向脊椎方向收縮。保持規律呼吸。

趴牆肩膀伸展

這絕對是我最喜歡的肩膀和胸部伸展動作之一。做好準備，如果你的肩頸區域太緊，你會馬上感覺到。

- 站在牆前，將手提高放在牆上。
- 緩慢將胸部靠在牆上，同時將雙手保持在原來的位置，將核心收緊。
- 試著感覺自己的腋窩快要觸碰到牆壁。

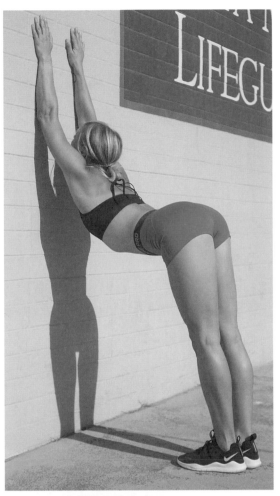

橋式

橋型的動作，請參見 126~132 頁。

十字鐵胸與背部伸展

大多數人在運動的過程中會做很多向前和向後的運動，但很少扭動肌肉。這一類的動作確實有助於同時打開背部和胸部，從而實現非常有效的全身伸展。

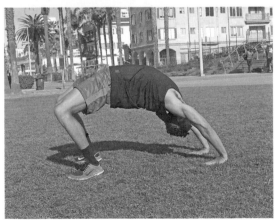

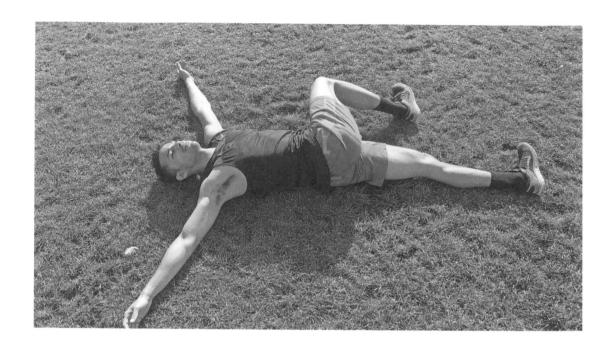

- 躺姿，肚子朝下，一隻手臂枕在胸前，另一隻手臂向外伸直，兩腿伸直。
- 將未被壓住的手臂往另一個方向旋一個大半圓，帶動身體及腹部翻轉向上，同時借此力量將一隻大腿彎曲並跨向另一側，雙臂此時與上半身為一個十字。
- 扭轉得越多，你的胸部和背部肌肉就會打得越開。
- 保持姿勢及規律呼吸，雙側都要伸展。

> **注意：如果你過去曾有椎間盤突出或下背部受傷，請避免練習這個動作。**

其他柔軟度及活動力的訓練

保持身體的柔軟度及適當的運動範圍（ROM）的重要性，不僅是要進行本書中的許多練習（例如，如果你的肩部沒有良好的運動範圍，倒立對你來說就非常困難），而且還能讓你的日常生活變得更有活動力。解決這類問題的方法就是在運動前進行動態的熱身運動，運動後再進行柔軟性的緩和運動，這兩類訓練的運動強度及運動量甚至對於某些人來說已經足夠。

　　但是，如果你的筋骨肌肉太緊了、以前受過傷或存在其他運動範圍不佳的問題，則可能比較需要利用更多的時間來提高柔軟度和活動力。這些具備復健及治療的功能性訓練已超出了本書的範圍，但幸運的是，一些很棒的資源可以幫助到大家。以下是我強力推薦的一些內容：

- *運動培訓類書籍*：Becoming a Supple Leopard: The Ultimate Guide to Resolving Pain, Preventing Injury, and Optimizing Athletic Performance。*第二版，作者* Kelly Starrett
- *運動傷害與康復書籍*：The Roll Model: A Step-by-Step Guide to Erase Pain, Improve Mobility, and Live Better in Your Body，*作者* Jill Miller
- *鍛鍊與健身類書籍*：The MELT Method: A Breakthrough Self-Treatment System to Eliminate Chronic Pain, Erase the Signs of Aging, and Feel Fantastic in Just 10 Minutes a Day! *作者* Sue Hitzmann

課表的類型

在接下來的幾頁中，你將看到幾種不同類型的訓練，也是你需要事先了解的：

12 及 16 分鐘課表

完成這些課表分別需要 12 和 16 分鐘。你需要時距計時器為部分的訓練設置時間。例如，18 X：10 X：30 意思是該訓練要做 18 次，每次休息 10 秒鐘，訓練時間則為 30 秒，也就是說你會在每 30 秒的訓練後休息 10 秒，然後在每 10 秒的休息後使盡全力。一旦設定好時距計時器，每一回的訓練項目要在計時器發出嗶嗶聲後才結束。

挑戰型課表

進行挑戰型課表的你，要盡快進行所有訓練項目和規定的組次數，同時保持良好的動作狀態。練習期間需要休息的時候仍要停下來休息，但原則是，越賣力訓練，越早完成課表。

AMRAP 課表

AMRAP 意思是「越多越好」（As Many Rounds As Possible）的課表。

你需要將計時器切換為倒數計時模式，然後在設定的時間內進行盡可能多次及多組的練習。AMRAP 課表通常不超過 12 分鐘，因此你必須全力以赴，就會在訓練中得到最大的回報。

技巧訓練

儘管只要按照以下幾頁提供的高強度徒手間歇和時間挑戰型課表做訓練，你可以（並且將會）變得越來越強壯，體能也有更全面的提升，但是，如果你想真正將自己的力量和運動技能提高到一個新的層次，請花一些額外的時間來強化自己的技巧。技巧訓練是選項，所以，如果你對這類訓練不感興趣或沒有時間練習，請繼續你基本要完成的項目，但可以略過技巧訓練。

理想情況下，你在開始課表之前先做技巧性動作，這樣的安排是為了讓你適當地集中精神和用心去提升技巧。當然，只要你操作完原來的課表後還有精力，或是在一天之中有時間另外安排技巧訓練，也是另一種選項。

例如，如果當下的技巧訓練包括了倒立，那麼你可以採取你本來練習倒立的階段性動作，再選擇可以打造你倒立身形的動作做為技巧式訓練。如果你正想同時練習多種技能，只需將這些動作組合成一組循環來節省時間，例如下述課表：

- 組數：三
- 30 秒扶牆倒立
- 腳墊高一公尺做橋式

依照此範例，你會先做一組的練習，然後再重覆兩組，總共進行三組，根據你的需要休息。

> 注意：你可以選擇完全按照課表操作，若沒有足夠的時間做技巧訓練，則可以選擇一、二種現在想要學會的技能，然後在常規訓練之前進行操練。如果你挑選這種方法，則希望每周至少進行兩次為自己持續取得成效。

八週運動員訓練菜單

運動員訓練計劃

訓練課表範例：

✓ **星期一：課表 1**

✓ **星期二：休息**

✓ **星期三：課表 2**

✓ **星期四：休息**

✓ **星期五：課表 3**

✓ **星期六：休息**

✓ **星期日：休息**

✖ 制定一個訓練計劃，以週為單位，安排最適合你的日程每週運動三次，其他時間休息。

第一週

≫ 課表 1

技巧訓練：
倒立 ─ 3 回　94~107 頁

橋式 ─ 3 回　126~132 頁

高強度間歇課表：
課表類型：12 分鐘

間隔定時器設定：18 x：10 x：30

設備：無

訓練內容：
深蹲跳躍轉體　151 頁

伏地挺身　73~82 頁

弓步走　60 頁

波比跳　144~145 頁

高抬腿　148 頁

棒式搖擺　116~117 頁

≫ 課表 2

技巧訓練：
伏地挺身 ─ 2 x 15~20 次　73~82 頁

引體向上 ─ 2 x 8~10 次

倒立伏地挺身 ─ 2 x 5 次

高強度間歇課表：
課表類型：12 分鐘

間隔定時器設定：18 x：10 x：30

設備：無

訓練內容：
深蹲跳躍　150 頁

壁虎式伏地挺身　80 頁

深蹲　60 頁

高抬腿　148 頁

波比橫向跳　144 頁

捲腹曲伸　139 頁

≫ 課表 3

技巧訓練：

單腿深蹲 — 3 x 5 次　45~54 頁

抬腿 — 2 x 10 次　122~126 頁

挑戰型課表：

課表類型：挑戰

間隔定時器設定：碼錶

設備：無

每種訓練都完成三組（回合），
每組間隔的休息時間
盡可能短：

10 跳遠　150 頁

10 蝦型伏地挺身　104 頁

20 行走弓步蹲　60 頁

10 波比跳　144~145 頁

20 深蹲　60 頁

15 仰臥起坐　137~139 頁

第二週

» 課表 1

技巧訓練：
倒立 — 3 回　94~107 頁
橋式 — 3 回　126~132 頁

高強度間歇課表：
課表類型：12 分鐘
間隔定時器設定：18 x：10 x：30
設備：木箱

訓練內容：
跳箱　147~148 頁
保加利亞分腿蹲　55 頁
高抬腿　148 頁
伏地挺身　73~82 頁
側弓步　56~57 頁
舉腳觸膝　113 頁

» 課表 2

技巧訓練：
伏地挺身 — 2 x 15~20 次　73~82 頁
引體向上 — 2 x 8~10 次　70~72 頁
倒立伏地挺身 — 2 x 5 次　102~107 頁

高強度間歇課表：
課表類型：16 分鐘
計時器設定：24 x：10 x：30
設備：跳繩

訓練內容：
跳單下　158 頁
伏地挺身抬單腿　80 頁
（類似壁虎式伏地挺身）
高抬腿跳繩　159~160 頁
深蹲　169 頁
波比跳　141~145 頁
棒式搖擺　116~117 頁

≫ 課表 3

技巧訓練：

單腿深蹲 — 3 x 5 次　45~54 頁

抬腿 — 3 x 10 次　122~126 頁

挑戰型課表：

課表類型：挑戰

間隔定時器設定：碼錶

設備：無

每種訓練都完成四組（回合），
每組間隔的休息時間
盡可能短：

150 公尺衝刺跑（大約標準跑道線的一半）

10 伏地挺身　104 頁

20 行走弓步蹲　60 頁

30 平板式曲體跳　136 頁

10 單腿橋式 56,　132 頁

10 捲腹上舉　137~139 頁

第三週

≫ 課表 1

技巧訓練：

倒立 — 3 回　94~107 頁

橋式 — 3 回　126~132 頁

高強度間歇課表：

課表類型：12 分鐘

間隔定時器設定：18 x：10 x：30

設備：無

訓練內容：

波比跳　141~145 頁

深蹲　60 頁

蝦型伏地挺身　104 頁

波比橫向跳　144 頁

弓步深蹲　55 頁

捲腹曲伸　139 頁

≫ 課表 2

技巧訓練：

伏地挺身 — 2 x 15~20 次　73~82 頁

引體向上 — 2 x 8~10 次　70~72 頁

倒立伏地挺身 — 2 x 5 次　102~107 頁

高強度間歇課表：

課表類型：16 分鐘

計時器設定：24 x：10 x：30

設備：木箱

訓練內容：

跳箱　147~148 頁

伏地挺身　73~79 頁

登階後蹲步　59 頁

波比跳箱　144 頁

登山者　136 頁

曲膝仰臥起坐　137 頁

>> 課表 3

技巧訓練：

單腿深蹲 — 3 x 5 次　45~54 頁

抬腿 — 3 x 10 次　122~126 頁

挑戰型課表：

課表類型：挑戰

間隔定時器設定：碼錶

設備：雙槓

每種訓練都完成四組（回合），
每組間隔的休息時間
盡可能短：

20 深蹲跳　151 頁

10 三頭肌撐體　86~91 頁

30 弓箭步交互跳　149~150 頁

10 反向划船　65~66 頁

30 臀部動態側棒式　115 頁

1 直膝舉腿支撐　120~122 頁

第四週

≫ 課表 1

技巧訓練：
倒立 — 3 回　94~107 頁
橋式 — 3 回　126~132 頁

高強度間歇課表：
課表類型：16 分鐘
間隔定時器設定：24 x：10 x：30
設備：無

訓練內容：
波比跳　141~145 頁
彈地式掌上壓　154~155 頁
行走弓步蹲　60 頁
波比橫向跳　144 頁
深蹲　60 頁
捲腹上舉　137~139 頁

≫ 課表 2

技巧訓練：
伏地挺身 — 2 x 15~20 次　73~82 頁
引體向上 — 2 x 8~10 次　70~72 頁
倒立伏地挺身 — 2 x 5 次　102~107 頁

高強度間歇課表：
課表類型：12 分鐘
計時器設定：18 x：10 x：30
設備：跳繩、木箱或類似設備

訓練內容：
跳雙下或跳單下　158 頁
側弓步　56~57 頁
連續交叉腳跳繩　160 頁
登階運動　58 頁
高抬腿跳繩　159~160 頁
登山者　136 頁

≫ 課表 3

技巧訓練：
單腿深蹲 — 3 x 5 次　45~54 頁
抬腿 — 3 x 10 次　122~126 頁

挑戰型課表：
課表類型：挑戰
間隔定時器設定：碼錶
設備：木箱，單槓

**每種訓練都完成三組（回合），
每組間隔的休息時間
盡可能短：**
25 跳箱　147~148 頁
10 伏地挺身　73~82 頁
5 引體向上　70~72 頁
20 深蹲　169 頁
10 單腿橋式（腿向斜前方伸直）　56 頁
5 懸吊提腿　123~124 頁

第五週

>> 課表 1

技巧訓練：
倒立 — 3 回　94~107 頁
橋式 — 3 回　126~132 頁

高強度間歇課表：
課表類型：12 分鐘
間隔定時器設定：18 x：10 x：30
設備：跳繩

訓練內容：
高抬腿跳繩　159~160 頁
深蹲　169 頁
跳雙下或跳單下　158 頁
壁虎式伏地挺身　80 頁
左右跳躍　160 頁
捲腹分腿起坐　138 頁

>> 課表 2

技巧訓練：
伏地挺身 — 2 x 15~20 次　73~82 頁
引體向上 — 2 x 8~10 次　70~72 頁
倒立伏地挺身 — 2 x 5 次　102~107 頁

高強度間歇課表：
課表類型：12 分鐘
計時器設定：18 x：10 x：30
設備：單槓

訓練內容：
波比跳引體　144 頁
側弓步　56~57 頁
波比抬膝跳　145 頁
登階運動　58 頁
蝦型伏地挺身　104 頁
單槓曲膝扭腰上舉　125 頁

≫ 課表 3

技巧訓練：
單腿深蹲 — 3 x 5 次　45~54 頁
抬腿 — 3 x 10 次　122~126 頁

挑戰型課表：
課表類型：挑戰
間隔定時器設定：碼錶
設備：無

每種訓練都完成四組（回合），
每組間隔的休息時間
盡可能短：
150 公尺衝刺跑（大約標準跑道線的一半）
10 伏地挺身　104 頁
30 弓箭步交互跳　149 頁
30 平板式曲體跳　136 頁
10 超人撐體　134 頁
10 捲腹上舉　137~139 頁

第六週

≫ 課表 1

技巧訓練：
倒立 — 3 回　94~107 頁
橋式 — 3 回　126~132 頁

高強度間歇課表：
課表類型：12 分鐘
間隔定時器設定：18 x：10 x：30
設備：木箱

訓練內容：
跳箱　147~148 頁
下斜伏地挺身　80 頁
登階後蹲步　59 頁
波比跳箱　144 頁
快速登階　58 頁
舉腳觸膝　113 頁

≫ 課表 2

技巧訓練：
伏地挺身 — 2 x 15~20 次　73~82 頁
引體向上 — 2 x 8~10 次　70~72 頁
倒立伏地挺身 — 2 x 5 次　102~107 頁

AMRAP 課表：
課表類型：固定時間內，盡力做更多組 / 次
（AMRAP）
計時器設定：倒數 12 分鐘
設備：跳繩

在 12 分鐘內
完成越多次越好：
75 高抬腿跳繩　159~160 頁
8 波比跳　141~145 頁
20 側弓步　56~57 頁
10 伏地挺身抬單腿　80 頁
（類似壁虎式伏地挺身）
20 深蹲　169 頁
20 捲腹曲伸　139 頁

>> 課表 3

技巧訓練：

單腿深蹲 — 3 x 5 次　45~54 頁

抬腿 — 3 x 10 次　122~126 頁

挑戰型課表：

課表類型：挑戰

間隔定時器設定：碼錶

設備：引體向上拉桿，木箱，雙槓

每種訓練都完成三組（回合），
每組間隔的休息時間
盡可能短：

5 波比跳引體　144 頁

10 登階後蹲步　59 頁

8 三頭肌撐體　86~91 頁

30 弓箭步交互跳　149 頁

20 臀部動態側棒式　115 頁

1 直膝舉腿支撐　120~122 頁

》第七週

》課表 1

技巧訓練：
倒立 — 3 回　94~107 頁
橋式 — 3 回　126~132 頁

高強度間歇課表：
課表類型：12 分鐘
間隔定時器設定：18 x：10 x：30
設備：跳繩

訓練內容：
跳雙下或跳單下　158 頁
深蹲跳　151 頁
高抬腿跳繩　159~160 頁
弓步深蹲　55 頁
連續交叉跳　160 頁
捲腹曲伸　139 頁

》課表 2

技巧訓練：
伏地挺身 — 2 x 15~20 次　73~82 頁
引體向上 — 2 x 8~10 次　70~72 頁
倒立伏地挺身 — 2 x 5 次　102~107 頁

高強度間歇課表：
課表類型：12 分鐘
計時器設定：18 x：10 x：30
設備：木箱

在 12 分鐘內
完成越多次越好：
衝刺或高提腿　160, 148 頁
登階後蹲步　59 頁
滾背跳躍　148~149 頁
蝦型伏地挺身　104 頁
波比抬膝跳　145 頁
登山者　136 頁

≫ 課表 3

技巧訓練：
單腿深蹲 — 3 x 5 次　45~54 頁
抬腿 — 3 x 10 次　122~126 頁

挑戰型課表：
課表類型：固定時間內，盡力做更多組 / 次
間隔定時器設定：倒數 12 分鐘
設備：跳繩

每種訓練都完成三組（回合），
每組間隔的休息時間
盡可能短：
50 跳雙下或跳單下　158 頁
10 壁虎式伏地挺身　80 頁
20 行走弓步蹲　60 頁
100 高抬腿跳繩　159~160 頁
20 側弓步　56~57 頁
10 捲腹上舉　137~139 頁

第八週

≫ 課表 1

技巧訓練：
倒立 — 3 回　94~107 頁
橋式 — 3 回　126~132 頁

高強度間歇課表：
課表類型：16 分鐘
間隔定時器設定：24 x：10 x：30
設備：無

訓練內容：
衝刺或高提腿　160, 148 頁
彈地式掌上壓　154~155 頁
弓箭步交互跳　149 頁
波比跳　141~145 頁
深蹲跳　151 頁
捲腹分腿起坐　138 頁

≫ 課表 2

技巧訓練：
伏地挺身 — 2 x 15~20 次　73~82 頁
引體向上 — 2 x 8~10 次　70~72 頁
倒立伏地挺身 — 2 x 5 次　102~107 頁

AMRAP 課表：
課表類型：固定時間內，盡力做更多組 / 次
計時器設定：倒數 12 分鐘
設備：木箱

在 12 分鐘內
完成越多次越好：
25 跳箱　147~148 頁
10 棒式蹲跳　116 頁
10 登階後蹲步　59 頁
10 波比跳箱　144 頁
10 捲腹上舉　137~139 頁

>> 課表 3

技巧訓練：
單腿深蹲 — 3 x 5 次　45~54 頁
抬腿 — 3 x 10 次　122~126 頁

挑戰型課表：
課表類型：挑戰型
間隔定時器設定：碼錶
設備：單槓，雙槓

**每種訓練都完成三組（回合），
每組間隔的休息時間
盡可能短：**
5 引體向上　70~72 頁
20 深蹲跳　151 頁
10 三頭肌撐體　86~91 頁
20 側弓步　56~57 頁
10 蝦型伏地挺身　104 頁
10 懸吊提膝　123~124 頁

八週超級運動員
訓練菜單

運動員訓練計劃

訓練課表範例：

✓ **星期一：課表** 1

✓ **星期二：課表** 2

✓ **星期三：課表** 3

✓ **星期四：休息**

✓ **星期五：課表** 4

✓ **星期六：課表** 5

✓ **星期日：休息**

✘ 制定一個訓練計劃，以週為單位，安排最適合你的日程每週運動五次，其他時間休息。

第一週

≫ 課表 1

技巧訓練：
倒立 — 3 回　94~107 頁
橋式 — 3 回　126~132 頁

高強度間歇課表：
課表類型：12 分鐘
間隔定時器設定：18 x：10 x：30
設備：無

訓練內容：
深蹲跳躍轉體　151 頁
伏地挺身　73~82 頁
弓步走　60 頁
波比跳 144~145 頁
高抬腿　148 頁
棒式搖擺　116~117 頁

≫ 課表 2

技巧訓練：
伏地挺身 — 2 x 15~20 次　73~82 頁
引體向上 — 2 x 8~10 次
倒立伏地挺身 — 2 x 5 次

高強度間歇課表：
課表類型：12 分鐘
間隔定時器設定：18 x：10 x：30
設備：無

訓練內容：
深蹲跳躍　150 頁
壁虎式伏地挺身　80 頁
深蹲　60 頁
高抬腿　148 頁
波比橫向跳　144 頁
捲腹曲伸　139 頁

>> 課表 3

技巧訓練：

單腿深蹲 — 3 x 5 次　45~54 頁

抬腿 — 3 x 10 次　122~126 頁

高強度間歇課表：

重複本週課表 1。

>> 課表 4

技巧訓練：

倒立 — 3 回　94~107 頁

橋式 — 3 回　126~132 頁

高強度間歇課表：

重複本週課表 2。

>> 課表 5

技巧訓練：

伏地挺身 — 2 x 15~20 次　73~82 頁

引體向上 — 2 x 8~10 次　70~72 頁

倒立伏地挺身 — 2 x 5 次　102~107 頁

挑戰型課表：

課表類型：挑戰

間隔定時器設定：碼錶

設備：無

每種訓練都完成三組（回合），每組間隔的休息時間盡可能短：

10 跳遠　150 頁

10 蝦型伏地挺身　104 頁

20 行走弓步蹲　60 頁

10 波比跳 144~145 頁

20 深蹲　60 頁

15 仰臥起坐　137~139 頁

第二週

≫ 課表 1

技巧訓練：

單腿深蹲 — 3 x 5 次   45~54 頁

抬腿 — 3 x 10 次   122~126 頁

高強度間歇課表：

課表類型：16 分鐘

間隔定時器設定：24 x：10 x：30

設備：木箱

訓練內容：

跳箱   147~148 頁

保加利亞分腿蹲   55 頁

高抬腿   148 頁

伏地挺身   73~82 頁

側弓步   56~57 頁

舉腳觸膝   113 頁

≫ 課表 2

技巧訓練：

倒立 — 3 回   94~107 頁

橋式 — 3 回   126~132 頁

高強度間歇課表：

課表類型：16 分鐘

計時器設定：24 x：10 x：30

設備：跳繩

訓練內容：

跳單下   158 頁

伏地挺身抬單腿   80 頁

（類似壁虎式伏地挺身）

高抬腿跳繩   159~160 頁

深蹲   169 頁

波比跳   141~145 頁

棒式搖擺   116~117 頁

>> 課表 3

技巧訓練：

伏地挺身 — 2 x 15~20 次　73~82 頁

引體向上 — 2 x 8~10 次　70~72 頁

倒立伏地挺身 — 2 x 5 次　102~107 頁

高強度間歇課表：

重複本週課表 1。

>> 課表 4

技巧訓練：

單腿深蹲 — 3 x 5 次　45~54 頁

抬腿 — 3 x 10 次　122~126 頁

高強度間歇課表：

重複本週課表 2。

>> 課表 5

技巧訓練：

倒立 — 3 回　94~107 頁

橋式 — 3 回　126~132 頁

挑戰型課表：

課表類型：挑戰

間隔定時器設定：碼錶

設備：無

每種訓練都完成四組（回合），每組間隔的休息時間盡可能短：

150 公尺衝刺跑（大約標準跑道線的一半）

10 伏地挺身　104 頁

20 行走弓步蹲　60 頁

30 平板式曲體跳　136 頁

10 單腿橋式　56, 132 頁

10 捲腹上舉　137~139 頁

第三週

≫ 課表 1

技巧訓練：
伏地挺身 — 2 x 15~20 次 73~82 頁
引體向上 — 2 x 8~10 次 70~72 頁
倒立伏地挺身 — 2 x 5 次 102~107 頁

高強度間歇課表：
課表類型：12 分鐘
間隔定時器設定：18 x：10 x：30
設備：無

訓練內容：
波比跳 141~145 頁
深蹲 60 頁
蝦型伏地挺身 104 頁
波比橫向跳 144 頁
弓步深蹲 55 頁
捲腹曲伸 139 頁

≫ 課表 2

技巧訓練：
單腿深蹲 — 3 x 5 次 45~54 頁
抬腿 — 3 x 10 次 122~126 頁

高強度間歇課表：
課表類型：12 分鐘
計時器設定：18 x：10 x：30
設備：木箱

訓練內容：
跳箱 147~148 頁
伏地挺身 73~79 頁
登階後蹲步 59 頁
波比跳箱 144 頁
登山者 136 頁
曲膝仰臥起坐 137 頁

≫ 課表 3

技巧訓練：

倒立 — 3 回　94~107 頁

橋式 — 3 回　126~132 頁

高強度間歇課表：

重複本週課表 1。

≫ 課表 4

技巧訓練：

伏地挺身 — 2 x 15~20 次　73~82 頁

引體向上 — 2 x 8~10 次　70~72 頁

倒立伏地挺身 — 2 x 5 次　102~107 頁

高強度間歇課表：

重複本週課表 2。

≫ 課表 5

技巧訓練：

單腿深蹲 — 3 x 5 次　45~54 頁

抬腿 — 3 x 10 次　122~126 頁

挑戰型課表：

課表類型：挑戰

間隔定時器設定：碼錶

設備：雙槓

**每種訓練都完成四組（回合），
每組間隔的休息時間
盡可能短：**

20 深蹲跳　151 頁

10 三頭肌撐體　86~91 頁

30 弓箭步交互跳　149~150 頁

10 反向划船　65~66 頁

30 臀部動態側棒式　115 頁

1 直膝舉腿支撐　120~122 頁

第四週

≫ 課表 1

技巧訓練：
倒立 ― 3 回　94~107 頁
橋式 ― 3 回　126~132 頁

高強度間歇課表：
課表類型：16 分鐘
間隔定時器設定：24 x：10 x：30
設備：無

訓練內容：
波比跳　141~145 頁
彈地式掌上壓　154~155 頁
行走弓步蹲　60 頁
波比橫向跳　144 頁
深蹲　60 頁
捲腹上舉　137~139 頁

≫ 課表 2

技巧訓練：
伏地挺身 ― 2 x 15~20 次　73~82 頁
引體向上 ― 2 x 8~10 次　70~72 頁
倒立伏地挺身 ― 2 x 5 次　102~107 頁

高強度間歇課表：
課表類型：12 分鐘
計時器設定：18 x：10 x：30
設備：跳繩、木箱或類似設備

訓練內容：
跳雙下或跳單下　158 頁
側弓步　56~57 頁
連續交叉腳跳繩　160 頁
登階運動　58 頁
高抬腿跳繩　159~160 頁
登山者　136 頁

>> 課表 3

技巧訓練：

單腿深蹲 — 3 x 5 次　45~54 頁

抬腿 — 3 x 10 次　122~126 頁

高強度間歇課表：

重複本週課表 1。

>> 課表 4

技巧訓練：

倒立 — 3 回　94~107 頁

橋式 — 3 回　126~132 頁

高強度間歇課表：

重複本週課表 2。

>> 課表 5

技巧訓練：

伏地挺身 — 2 x 15~20 次　73~82 頁

引體向上 — 2 x 8~10 次　70~72 頁

倒立伏地挺身 — 2 x 5 次　102~107 頁

挑戰型課表：

課表類型：挑戰

間隔定時器設定：碼錶

設備：木箱，單槓

每種訓練都完成三組（回合），每組間隔的休息時間盡可能短：

25 跳箱　147~148 頁

10 伏地挺身　73~82 頁

5 引體向上　70~72 頁

20 深蹲　169 頁

10 單腿橋式（腿向斜前方伸直）　56 頁

5 懸吊提腿　123~124 頁

第五週

≫ 課表 1

技巧訓練：
單腿深蹲 ― 3 x 5 次　45~54 頁
抬腿 ― 3 x 10 次　122~126 頁

高強度間歇課表：
課表類型：12 分鐘
間隔定時器設定：18 x：10 x：30
設備：跳繩

訓練內容：
高抬腿跳繩　159~160 頁
深蹲　169 頁
跳雙下或跳單下　158 頁
壁虎式伏地挺身　80 頁
左右跳躍　160 頁
捲腹分腿起坐　138 頁

≫ 課表 2

技巧訓練：
倒立 ― 3 回　94~107 頁
橋式 ― 3 回　126~132 頁

高強度間歇課表：
課表類型：12 分鐘
計時器設定：18 x：10 x：30
設備：單槓

訓練內容：
波比跳引體　144 頁
側弓步　56~57 頁
波比抬膝跳　145 頁
登階運動　58 頁
蝦型伏地挺身　104 頁
單槓曲膝扭腰上舉　125 頁

>> 課表 3

技巧訓練：

伏地挺身 ─ 2 x 15~20 次　73~82 頁

引體向上 ─ 2 x 8~10 次　70~72 頁

倒立伏地挺身 ─ 2 x 5 次　102~107 頁

高強度間歇課表：

重複本週課表 1。

>> 課表 4

技巧訓練：

單腿深蹲 ─ 3 x 5 次　45~54 頁

抬腿 ─ 3 x 10 次　122~126 頁

高強度間歇課表：

重複本週課表 2。

>> 課表 5

技巧訓練：

倒立 ─ 3 回　94~107 頁

橋式 ─ 3 回　126~132 頁

挑戰型課表：

課表類型：挑戰

間隔定時器設定：碼錶

設備：無

每種訓練都完成四組（回合），每組間隔的休息時間盡可能短：

150 公尺衝刺跑（大約標準跑道線的一半）

10 伏地挺身丁　104 頁

30 弓箭步交互跳　149 頁

30 平板式曲體跳　136 頁

10 超人撐體　134 頁

10 捲腹上舉　137~139 頁

第六週

≫ 課表 1

技巧訓練：
伏地挺身 ─ 2 x 15~20 次　73~82 頁
引體向上 ─ 2 x 8~10 次　70~72 頁
倒立伏地挺身 ─ 2 x 5 次　102~107 頁

高強度間歇課表：
課表類型：12 分鐘
間隔定時器設定：18 x：10 x：30
設備：木箱

訓練內容：
跳箱　147~148 頁
下斜伏地挺身　80 頁
登階後蹲步　59 頁
波比跳箱　144 頁
快速登階　58 頁
舉腳觸膝　113 頁

≫ 課表 2

技巧訓練：
單腿深蹲─ 3 x 5 次　45~54 頁
抬腿─ 3 x 10 次　122~126 頁

AMRAP 課表：
課表類型：固定時間內，盡力做更多組 / 次
（AMRAP）
計時器設定：倒數 12 分鐘
設備：跳繩

在 12 分鐘內
完成越多次越好：
75 高抬腿跳繩　159~160 頁
8 波比跳　141~145 頁
20 側弓步　56~57 頁
10 伏地挺身抬單腿　80 頁
（類似壁虎式伏地挺身）
20 深蹲　169 頁
20 捲腹曲伸　139 頁

≫ 課表 3

技巧訓練：

倒立 — 3 回　94~107 頁

橋式 — 3 回　126~132 頁

高強度間歇課表：

重複本週課表 1。

≫ 課表 4

技巧訓練：

伏地挺身 — 2 x 15~20 次　73~82 頁

引體向上 — 2 x 8~10 次　70~72 頁

倒立伏地挺身 — 2 x 5 次　102~107 頁

高強度間歇課表：

重複本週課表 2。

≫ 課表 5

技巧訓練：

單腿深蹲— 3 x 5 次　45~54 頁

抬腿— 3 x 10 次　122~126 頁

挑戰型課表：

課表類型：挑戰

間隔定時器設定：碼錶

設備：引體向上拉桿，木箱，雙槓

**每種訓練都完成三組（回合），
每組間隔的休息時間
盡可能短：**

5 波比跳引體　144 頁

10 登階後蹲步　59 頁

8 三頭肌撐體　86~91 頁

30 弓箭步交互跳　149 頁

20 臀部動態側棒式　115 頁

1 直膝舉腿支撐　120~122 頁

第七週

≫ 課表 1

技巧訓練：
倒立 — 3 回　94~107 頁
橋式 — 3 回　126~132 頁

高強度間歇課表：
課表類型：12 分鐘
間隔定時器設定：18 x：10 x：30
設備：跳繩

訓練內容：
跳雙下或跳單下　158 頁
深蹲跳　151 頁
高抬腿跳繩　159~160 頁
弓步深蹲　55 頁
連續交叉跳　160 頁
捲腹曲伸　139 頁

≫ 課表 2

技巧訓練：
伏地挺身 — 2 x 15~20 次　73~82 頁
引體向上 — 2 x 8~10 次　70~72 頁
倒立伏地挺身 — 2 x 5 次　102~107 頁

高強度間歇課表：
課表類型：12 分鐘
計時器設定：18 x：10 x：30
設備：木箱

在 12 分鐘內
完成越多次越好：
衝刺或高提腿　160, 148 頁
登階後蹲步　59 頁
滾背跳躍　148~149 頁
蝦型伏地挺身　104 頁
波比抬膝跳　145 頁
登山者　136 頁

>> 課表 3

技巧訓練：
單腿深蹲 — 3 x 5 次　45~54 頁
抬腿 — 3 x 10 次　122~126 頁

高強度間歇課表：
重複本週課表 1。

>> 課表 4

技巧訓練：
倒立 — 3 回　94~107 頁
橋式 — 3 回　126~132 頁

高強度間歇課表：
重複本週課表 2。

>> 課表 5

技巧訓練：
伏地挺身 — 2 x 15~20 次　73~82 頁
引體向上 — 2 x 8~10 次　70~72 頁
倒立伏地挺身 — 2 x 5 次　102~107 頁

挑戰型課表：
課表類型：固定時間內，盡力做更多組 / 次
間隔定時器設定：倒數 12 分鐘
設備：跳繩

在 12 分鐘內盡可能完成
最多組 / 次訓練：
50 跳雙下或 100 次跳單下　158 頁
10 壁虎式伏地挺身　80 頁
20 行走弓步蹲　60 頁
100 高抬腿跳繩　159~160 頁
20 側弓步　56~57 頁
10 捲腹上舉　137~139 頁

第八週

≫ 課表 1

技巧訓練：
單腿深蹲 — 3 x 5 次　45~54 頁
抬腿 — 3 x 10 次　122~126 頁

高強度間歇課表：
課表類型：16 分鐘
間隔定時器設定：24 x：10 x：30
設備：無

訓練內容：
衝刺或高提腿　160, 148 頁
彈地式掌上壓　154~155 頁
弓箭步交互跳　149 頁
波比跳　141~145 頁
深蹲跳　151 頁
捲腹分腿起坐　138 頁

≫ 課表 2

技巧訓練：
倒立 — 3 回　94~107 頁
橋式 — 3 回　126~132 頁

AMRAP 課表：
課表類型：固定時間內，盡力做更多組 / 次
計時器設定：倒數 12 分鐘
設備：木箱

在 12 分鐘內
完成越多次越好：
25 跳箱　147~148 頁
10 棒式蹲跳　116 頁
10 登階後蹲步　59 頁
10 波比跳箱　144 頁
10 捲腹上舉　137~139 頁

≫ 課表 3

技巧訓練：

伏地挺身 ─ 2 x 15~20 次　73~82 頁

引體向上 ─ 2 x 8~10 次　70~72 頁

倒立伏地挺身 ─ 2 x 5 次　102~107 頁

高強度間歇課表：

重複本週課表 1。

≫ 課表 4

技巧訓練：

單腿深蹲 ─ 3 x 5 次　45~54 頁

抬腿 ─ 3 x 10 次　122~126 頁

高強度間歇課表：

重複本週課表 2。

≫ 課表 5

技巧訓練：

倒立 ─ 3 回　94~107 頁

橋式 ─ 3 回　126~132 頁

挑戰型課表：

課表類型：挑戰型

間隔定時器設定：碼錶

設備：單槓，雙槓

每種訓練都完成三組（回合），每組間隔的休息時間盡可能短：

5 引體向上　70~72 頁

20 深蹲跳　151 頁

10 三頭肌撐體　86~91 頁

20 側弓步　56~57 頁

10 蝦型伏地挺身　104 頁

10 懸吊提膝　123~124 頁

加碼課表：
TABATA 間歇訓練

當你做完我給你的常規高強度間歇訓練課表之後還想增加讓效果加乘的課表，或者你真的連十二分鐘的時間也擠不出來時，那麼 Tabata 間歇訓練對你來說是非常有效的鍛鍊方法之一，而且只需四分鐘去完成。

由日本科學家也是國立健身運動研究所的田畑泉 Izumi Tabata 博士開發，Tabata 訓練可以增加訓練者的總體有氧和無氧運動能力、最大攝氧量、靜止代謝率，並幫助你燃燒更多的脂肪，而你只需要空出四分鐘。

唯一的警告？也是 Tabata 訓練的特色，你必須在整個四分鐘中儘所有的全力運動。

進行 Tabata 訓練，先將間隔計時器設置為八次的 10 秒和 20 秒間隔。在一次 4 分鐘的時程中進行盡可能全力訓練 20 秒，然後休息 10 秒。

這裡介紹幾乎可以在任何地方進行的八種極為高效，讓脂肪燃燒，心跳加速的 TABATA 訓練。

#1：TABATA 衝刺

Tabata 課表：

計時器設定：8 x：10 x：20
設備：無

這是經典的 Tabata 訓練方法，也是大多數人一想到 Tabata 時很快聯想到的一種運動。進行 TABATA 衝刺，只需找到一個開放空間，然後將計時器設置為 8 回合，各 10 秒和 20 秒的間隔。

然後在 20 秒間的全力衝刺，你會感覺心跳非常的快，然後在十秒的休息間隔走路或完全休息。

#2：TABATA 跳繩

Tabata 課表：

計時器設定：8 x：10 x：20
設備：無

這是經典的 Tabata 訓練方法，也是大多數人一想到 Tabata 時很快聯想到的一種運動。進行 TABATA 衝刺，只需找到一個開放空間，然後將計時器設置為 8 回合，各 10 秒和 20 秒的間隔。

然後在 20 秒間的全力衝刺，你會感覺心跳非常的快，然後在十秒的休息間隔走路或完全休息。

#3：波比跳及登山者交替訓練

Tabata 課表：

計時器設定：8 x：10 x：20
設備：無

這一套 Tabata 訓練帶來一個額外的挑戰：你將要進行兩種不同的動作，在每一次間隔後動作的交換。

首先，進行 20 秒的波比跳，休息，然後再做 20 秒的登山者式。一直交替直到完成總共八次的訓練。

#4：深蹲跳及平板式曲體跳交替訓練

Tabata 課表：

計時器設定：8 x：10 x：20
設備：無

從 20 秒的深蹲跳開始，休息，然後再做 20 秒的平板式曲體跳。一直交替直到完成總共八次的訓練。

#5：深蹲及伏地挺身交替訓練

Tabata 課表：

計時器設定：8 x：10 x：20
設備：無

從 20 秒的深蹲開始，休息，然後再做 20 秒的伏地挺身。一直交替直到完成總共八次的訓練。

#7：弓箭步交互跳及伏地挺身交替訓練

Tabata 課表：

計時器設定：8 x：10 x：20
設備：無

從 20 秒的弓箭步交互跳開始，休息，然後再做 20 秒的伏地挺身。一直交替直到完成總共八次的訓練。

#6：深蹲跳躍轉體及棒式蹲跳交替訓練

Tabata 課表：

計時器設定：8 x：10 x：20
設備：無

從 20 秒的深蹲跳躍轉體開始，休息，然後再做 20 秒的棒式蹲跳。一直交替直到完成總共八次的訓練。

#8：高提腿及登山者交替訓練（無休息）

Tabata 課表：

計時器設定：8 x：10 x：20
設備：無

從 20 秒的高提腿開始。然後，用利原先 10 秒的休息時間做登山者式。一直交替直到 4 分鐘的訓練時間結束。中途都不要休息。

食譜

輕鬆準備的健康早餐

快速又健康
點心及冷飲

健康飲食

蘋果香蕉奇亞籽瑪芬

營養成分（每一份鬆餅）

卡路里：113　　　　總碳水化合物：17.5g

總脂肪：2.5g　　　　蛋白質：6.5g

材料：

1 杯　傳統燕麥片

1/2 杯　香草口味乳清蛋白粉

1/2 杯　不加糖的杏仁，燕麥或一般牛奶

2 湯匙　茅屋起司 **

2 湯匙　奇亞籽

1 茶匙　香草精

1 茶匙　肉桂

1 茶匙　發酵粉

1/4 茶匙　鹽

1 個　大的熟香蕉

1 個　雞蛋 *

2–3 個　椰棗，去籽

1 個　中等大小的蘋果，去皮切丁

料理方法：

1. 將烤箱加熱到華氏 350 度。在烤箱加溫時，使用攪拌器或手動攪拌器將除了蘋果外的所有食物混合在一起，直到沒有任何塊狀物為止。

2. 將蘋果攪拌到麵糰中，然後將混合物倒入八個矽膠 / 鐵製烤杯中。

3. 放入烤箱中，烘烤約 20 至 22 分鐘，直到瑪芬頂部略微變成褐色為止。

4. 趁熱或等冷卻後食用，加上堅果油，希臘酸奶或你最喜歡的餡料混合食用。

5. 將所有剩餘的瑪芬存放在冷藏或冷凍櫃中。

關於高蛋白粉的注意事項：根據使用的高蛋白粉類型，你可能需要調整添加的液體量，因為不同的高蛋白粉對液體的吸收狀況不同。 如果按食譜的份量調和後看起來太乾，請一湯匙為單位加入水或食譜中的液體，直到可以將所有材料混合在一起為止。如果過於流質，請添加額外的麵粉或燕麥，直到所需的濃稠度。

以我的經驗，混合配方的草飼乳清蛋白的效果要優於單一配方的乳清蛋白。

如果你想省略乳清蛋白粉，只需用其他麵粉或燕麥代替。

* 純素食配方：用亞麻籽粉代替雞蛋。1 份代蛋粉 = 1 湯匙亞麻仁碎粉 + 3 湯匙水
** 取代奶製品的素食配方：以成熟的香蕉泥取代茅屋起司或無糖的希臘式優格

簡單四料
蛋白質鬆餅

營養成分（全食譜）

卡路里：350　　　總碳水化合物：34g

總脂肪：6g　　　蛋白質：36g

材料：

1/2 杯 傳統燕麥片

1/2 杯 茅屋起司 **

3/4 杯 乳清蛋白粉 *

1 茶匙 香草精

料理方法：

1. 使用手持電動攪拌棒或攪拌機,將所有配料充分混合到確定沒有燕麥片或起司糰塊。

2. 以不粘鍋的平底鍋或烤鬆餅機加熱至中高溫,然後在鍋熱後將麵糊倒入。 請記住,較小的平底鍋比較容易為鬆餅翻面。

3. 一旦薄鬆餅表面開始形成小氣泡,並且一側上的麵體變成淺褐色,請使用刮鏟將薄煎餅翻面續煎。

4. 待兩面完全煎熟,添加自己喜歡的配料食用。

簡便健康的早餐

香蕉藍莓亞麻蛋白煎餅

營養成分（全食譜）

卡路里：350　　總碳水化合物：60g

總脂肪：6g　　蛋白質：18g

材料：

1 個　大的成熟香蕉

1 茶匙　香草精

1/2 杯　豌豆分離蛋白或任選一種牛奶

1/2 杯　燕麥粉（也可以利用攪拌機混合一般的燕麥及自己喜歡的燕麥粉）

1/4 杯　蛋白 *

1 湯匙　亞麻籽，研碎

1/4 茶匙　發酵粉

1/2 茶匙　肉桂

1/4 茶匙　海鹽

1/4 杯　新鮮或冷凍藍莓

料理方法：

1. 將香蕉，香草精和豆漿攪拌均勻。

2. 加入燕麥粉，蛋白，亞麻籽粉，發酵粉，肉桂粉和海鹽。

3. 攪拌混合物直至沒有任何塊狀香蕉。

4. 用中低火加熱入少許油脂的平底鍋或鬆餅機中，然後將混合物倒入鍋中。

5. 等待約一分鐘，然後在每個煎餅上撒一勺藍莓，然後用勺子的背面將藍莓輕輕壓進煎餅中。

6. 一旦邊緣變硬並且中間開始起泡，則將煎餅翻面。

7. 再煎幾分鐘，然後放到盤子上。

8. 繼續以上步驟，直到用完所有麵糊。

9. 食用前再放一些藍莓，楓糖漿或你喜歡的煎餅餡料。

* 純素食配方：用亞麻籽粉代替雞蛋。1 份代蛋粉 = 1 湯匙亞麻仁碎粉 + 3 湯匙水
** 取代奶製品的素食配方：以成熟的香蕉泥取代茅屋起司或無糖的希臘式優格

南瓜煎餅

營養成分（全食譜）

卡路里：380	總碳水化合物：42g
總脂肪：7.5g	蛋白質：33.5g

材料：

1/2 杯　蛋白 *

1/2 杯　傳統燕麥片

1/2 杯　南瓜泥

1/4 杯　扁桃仁露，燕麥奶或你喜歡的牛奶

1/4 杯　乳清蛋白粉

1 湯匙　研磨亞麻籽

1 茶匙　香草精

1 茶匙　小蘇打粉

1 茶匙　南瓜派香料

料理方法：

1. 使用手持電動攪拌棒或攪拌機將所有材料充分混合直到麵糊很濕滑。

2. 以不粘鍋的平底鍋或烤鬆餅機加熱至中高溫，然後在鍋熱後將麵糊倒入。 請記住，較小的平底鍋比較容易為鬆餅翻面。

3. 當煎餅上開始形成小氣泡並且一側呈淺褐色時，使用刮鏟將煎餅翻面。

4. 將另一面煎熟，然後添加你喜歡的配料。

簡便健康的早餐

檸檬奇亞籽 蛋白瑪芬

營養成分（每個鬆餅）

卡路里：115　　　總碳水化合物：18g

總脂肪：2g　　　蛋白質：7g

材料：

一個　小黃檸檬的汁和果皮

1/2 茶匙　發酵粉

1 杯　燕麥粉（也可以利用攪拌機混合一般的燕麥及自己喜歡的燕麥粉）

1/2 杯　香草乳清蛋白粉

1/2 杯　無糖蘋果醬

1/4 杯　希臘優格 **

1/4 杯　蜂蜜或楓糖漿

1 個　雞蛋 *

1 湯匙　奇亞籽

1/2 茶匙　鹽

料理方法：

1. 將烤箱加熱到華氏 350 度。

2. 烤箱正在加熱時，將檸檬汁和檸檬皮放入一個小碗中，放入發酵粉攪拌均勻。

3. 在另一個中碗裡放入燕麥粉，蛋白粉，蘋果醬，希臘優格，蜂蜜，雞蛋，奇亞籽和鹽攪拌在一起。

4. 將檸檬混合物加入中號碗中並充分攪拌。

5. 倒入八個矽膠 / 鐵製烤杯中，烘烤約 20 分鐘或其頂部略呈褐色。

* 純素食配方：用亞麻籽粉代替雞蛋。1 份代蛋粉 = 1 湯匙亞麻仁碎粉 + 3 湯匙水
** 取代奶製品的素食配方：以成熟的香蕉泥取代茅屋起司或無糖的希臘式優格

燕麥片蘋果醬蛋白煎餅

營養成分（全食譜）

卡路里：320　　　　總碳水化合物：27g

總脂肪：3.5g　　　　蛋白質：44g

材料：

1 包　乳清或素食乳清混合蛋白粉

1/2 杯　傳統燕麥

1/3 杯　無糖蘋果醬

2 個　蛋白 *

1/4 杯　茅屋起司 **

1 茶匙　香草精

1/2 茶匙　肉桂粉

1/4 茶匙　發酵粉

料理方法：

1. 使用手持電動攪拌棒或攪拌機將所有材料充分混合至沒有剩餘的燕麥片或起司塊。

2. 以不粘鍋的平底鍋或烤鬆餅機加熱至中高溫，然後在鍋熱後將麵糊倒入。 請記住，較小的平底鍋比較容易為鬆餅翻面。

3. 當薄煎餅上開始形成小氣泡並且一側的麵糰煎熟成淺褐色，請使用刮鏟將煎餅翻面。

4. 煎熟另一面起鍋，然後添加自己喜歡的配料食用。

簡便健康的早餐

晨光巧克力碎片香蕉燕麥瑪芬

營養成分（每一個瑪芬）

卡路里：115	總碳水化合物：18g
總脂肪：2.5g	蛋白質：6 克

材料：

1 杯　傳統燕麥

1 個　大的熟香蕉

1/2 杯　香草乳清或豌豆蛋白粉

1 個　雞蛋 *

1/4 杯　牛奶或牛奶代用品

2 湯匙　茅屋起司 **

1 茶匙　香草精

1/2 茶匙　肉桂

1/2 茶匙　發酵粉

1/4 茶匙　鹽

2–3 個　椰棗，去籽

2 湯匙　迷你黑巧克力穀片

料理方法：

1. 將烤箱加熱到華氏 350 度。

2. 使用手持電動攪拌棒或攪拌機將所有材料，除了巧克力碎片餅乾之外充份混合。

3. 加入巧克力碎片，然後倒入八個矽膠 / 鐵製烤杯至杯緣高度。

4. 烘烤約 35 分鐘，或直到其頂部略成褐色即可用。可將室溫或熱的瑪芬塗上你最喜歡的堅果醬一起享用。

5. 剩餘的瑪芬存放在冷藏或冰凍櫃中。

* 純素食配方：用亞麻籽粉代替雞蛋。1 份代蛋粉 = 1 湯匙亞麻仁碎粉 + 3 湯匙水
** 取代奶製品的素食配方：以成熟的香蕉泥取代茅屋起司或無糖的希臘式優格

南瓜巧克力碎片蛋白瑪芬

營養成分（每一個瑪芬）

卡路里：115　　　　總碳水化合物：18g

總脂肪：2g　　　　蛋白質：7g

材料：

1 杯　傳統燕麥

3/4 杯　南瓜泥

1 份　香草乳清蛋白粉

1/3 杯　蜂蜜或楓糖漿

1/4 杯　扁桃仁露，燕麥奶或普通牛奶

2 湯匙　茅屋起司 **

1 茶匙　香草精

1/2 茶匙　肉桂粉

1/2 茶匙　南瓜派香料

1/2 茶匙　發酵粉

1/2 茶匙　鹽

1 個　雞蛋 *

1/4 杯　迷你黑巧克力穀片

料理方法：

1. 將烤箱加熱到 325 華氏度。

2. 使用手持電動攪拌棒或攪拌機將所有材料，除了巧克力碎片餅乾之外充份混合。

3. 在整個混合物中均勻攪入巧克力穀片

4. 倒入 8 個矽膠 / 鐵製烤杯或常規瑪芬襯裡到杯緣高度。

5. 放入烤箱中烘烤約 40 分鐘，或直到它們的頂部變成淺褐色為止。請注意，取出它們時若仍然有些粘糊，將其放置冷卻，再將其放在冰箱中到完全冷卻即可食用。

6. 未吃完的瑪芬存放在冰箱或冰櫃中。

簡便健康的早餐

蘋果肉桂能量球

營養成分（每 1/8 食譜）

卡路里：140　　　總碳水化合物：16.5g

總脂肪：5.5g　　　蛋白質：7g

材料：

1/4 杯　無糖的杏仁醬

2 湯匙　蜂蜜或楓糖漿

1 杯　傳統燕麥

1 勺　香草乳清蛋白粉

1 1/2 茶匙　肉桂紛

1/2 茶匙　荳蔻粉

1 個小蘋果，切成丁

料理方法：

1. 在一個中碗中將杏仁醬和蜂蜜一起攪拌。

2. 加入燕麥，蛋白粉，肉桂和肉荳蔻，攪拌直至所有成分均勻。

3. 下一步放入切丁的蘋果。

4. 如果混合物不能很好地粘合在一起，只需再添加一點扁桃仁露油或蜂蜜，直到其足夠粘稠，即可將糊狀物製成 1 至 2 英寸的大的麵球。如果看起來太潮濕，則一次再加一湯匙的燕麥直到可以形成麵糰。

5. 將麵糰放在烘焙紙上，然後將其放在冰箱中一到兩個小時或者硬至結糰。

腰果櫻桃能量棒

營養成分（每 1/4 食譜）

卡路里：170　　總碳水化合物：18g

總脂肪：8.5g　　蛋白質：5g

材料：

1/2 杯　脆米穀片或速食穀物燕麥片

1/4 杯　香草乳清蛋白粉

1 茶匙　肉桂粉

少量海鹽

2 湯匙　杏仁醬

1 湯匙　蜂蜜或楓糖漿

2 湯匙　無糖的扁桃仁露

2 湯匙　腰果，切碎

2 湯匙　無加糖櫻桃乾，大略切碎

2 湯匙　黑巧克力碎片或切碎的巧克力棒

椰子油，用於潤滑烘烤紙

料理方法：

1. 將脆米穀片，燕麥，乳清蛋白粉，肉桂粉和海鹽一起入一個中碗裡混合攪拌。

2. 再加入杏仁醬，蜂蜜和扁桃仁露，並充分混合。

3. 接下來將腰果，櫻桃和巧克力片放入碗中攪拌均勻。

4. 將少量椰子油輕輕抹在烘烤紙上，然後將麵糰放在上面。

5. 使用烘烤紙將麵糰壓平，使其呈現相當平整的矩形。請記住，這個高度就是最終的能量棒厚度。

6. 將麵糰放在冰箱中一個小時左右，然後切成四條均勻大小的能量棒。

7. 用鋁箔紙將每一條能量棒包起來，然後放在冷藏或冷凍櫃中呈硬塊後即可食用。

快速、健康的零食和飲品

巧克力
開心果蛋白棒

營養成分（每 1/4 食譜）

卡路里：230　　　總碳水化合物：20g

總脂肪：15g　　　蛋白質：9g

材料：

1/4 杯　杏仁醬

1 湯匙　蜂蜜或楓糖漿

3–4 湯匙　無糖扁桃仁露

3/4 杯　小米穀片或米香穀片

1/2 杯　傳統燕麥

1/4 杯　香草乳清蛋白粉

2 湯匙　開心果，切碎

椰子油，用於給蠟紙上油

4 方塊優質黑巧克力

少量海鹽

料理方法：

1. 將杏仁醬，蜂蜜和扁桃仁露放在一個中等大小的碗中混合。

2. 再加入小米穀片，燕麥片和乳清蛋白粉至碗中，並充分拌均。

3. 放入約三分之二的開心果，直到它們均勻地散佈在整個混合物中。

4. 然後，在薄蠟紙上輕輕塗上一層椰子油，舖上穀糰並分成四個條狀。如果你想使穀糰更容易加工，可以事先將其稍稍冷卻，或者，將蠟紙折疊在穀棒上並用手壓平。

5. 將巧克力放在微波爐或爐灶隔水加熱使之融化，然後均勻淋在每條穀棒。

6. 立即灑在剩下的開心果和海鹽，然後用手指輕輕將這些碎片按壓進穀棒。

7. 放入冰箱，冷卻至少一個小時。

8. 用鋁箔紙包好，然後將穀棒存放在冷藏或冷凍櫃中。

健康高蛋白摩卡凍飲

營養成分（全食譜）

卡路里：220　　總碳水化合物：23g

總脂肪：3.5g　　蛋白質：28g

材料：

1 份　巧克力高蛋白粉

1/2 杯　杏仁露，燕麥露或普通牛奶

1-2 湯匙　不加糖的可可粉

2 盎司　冷煮咖啡或 2 杯意式濃縮咖啡

少量　冰塊

料理方法：

1. 添加高蛋白粉，扁桃仁露，可可粉，咖啡和冰塊放入果汁機中充分混合。

2. 如果飲料看起來太稀了，再加冰塊；如果看起來過於濃稠，請添加更多牛奶。

快速、健康的點心和飲品

PB & J 能量飲

營養成分（全食譜）

卡路里：370	總碳水化合物：42g
總脂肪：12g	蛋白質：29g

材料：

1 份　乳清或純素食高蛋白粉

1 個　小的冷凍香蕉

1/2 杯　冷凍草莓

½ 杯　不加糖的椰奶

1 湯匙　天然含顆粒花生醬

少量冰塊

料理方法：

1. 將所有成分混合在一起，冷藏後飲用。 如果太稀可加點冰塊；如果太濃多加些椰奶。

PIÑA COLADA
冷飲

營養成分（全食譜）

卡路里：330　　　總碳水化合物：21g

總脂肪：10g　　　蛋白質：25.5g

材料：

1 份　乳清或純素食高蛋白粉

1/2 杯　冷凍菠蘿

1 杯　無糖的椰奶

1/2 個　冷凍香蕉

1 茶匙　椰子油

少量　冰塊

料理方法：

1. 將所有材料混合在一起並冷藏。 如果太稀可加點冰塊；如果太濃多加些椰奶。

快速、健康的零食和飲品

燕麥花生能量棒

營養成分（每 1/4 食譜）

卡路里：230	總碳水化合物：18g
總脂肪：11.5g	蛋白質：14.5g

材料：

1/4 杯　扁桃仁露、燕麥露或普通牛奶

1/4 杯　天然含顆粒花生醬

1 茶匙　香草精

1 杯　傳統燕麥片

2/3 杯　香草乳清蛋白粉

1/2 茶匙　肉桂粉

2 湯匙　黑巧克力碎片

椰子油，用於潤滑烘焙紙

料理方法：

1. 在一個中碗裡放入扁桃仁露，花生醬和香草精並攪拌。

2. 再加入燕麥片，高蛋白粉和肉桂粉，攪拌至沒有塊狀物。

3. 在整個穀物糰加入巧克力片均勻混合。

4. 如果穀物糰看起來太乾，則再加一點牛奶，一次一湯匙。

5. 如果穀物糰看起來太稀，則加一些燕麥，一次加一湯匙。

6. 將 4×8 英寸的平底鍋襯上烘焙紙，抹一點椰子油，然後將穀物糰攤平在平底鍋上，並均勻舖平。

7. 用手或抹刀緊壓穀物糰。

8. 放在冰箱中一到兩個小時，或者直到完全冷卻。

9. 冷卻變硬後將其切成四段，然後分別用鋁箔紙或保鮮膜包裹，即可食用。

10. 將剩餘的能量棒存放在冷藏或冷凍櫃中。

巧克力花生高蛋白球

營養成分（每 1/12 食譜）

卡路里：100　　　總碳水化合物：4g

總脂肪：6.5g　　　蛋白質：6.5g

材料：

2 份　乳清蛋白粉

6 湯匙　天然含顆粒花生醬

3-4 湯匙　扁桃仁露或你選擇的牛奶

60 克　高品質黑巧克力

料理方法：

1. 將乳清蛋白粉和花生醬放到一個中碗中（如果要使攪拌更容易一點，可事先在微波爐中將花生醬加熱 10 至 15 秒）。

2. 加入兩湯匙扁桃仁露攪拌，也可以再多加入一或兩湯匙直到所有東西都充分混合在一起，沒有任何塊狀。這時混合物應該是粘稠狀，不會有流淌的液體。

3. 從混合物中揉成 12 個 1 到 2 英寸的球，然後將它們放在舖了蠟紙的容器中，以防止沾粘。為容器蓋上蓋子並放入冰箱至少冷藏 30 分鐘。

4. 等花生醬球冷卻後，將其從冰箱中取出。另隔水加熱或利用微波爐將巧克力融化，注意不要讓巧克力燒焦。

5. 在巧克力融化時，將花生球浸入巧克力中，將其完全覆蓋，再放回蠟紙，蓋上蓋子，然後放進冰箱冷卻變硬。

健康飲食

簡易黑巧克力杏仁杯

營養成分（每 1/10 食譜）

卡路里：130　　　　總碳水化合物：6g

總脂肪：10.5g　　　蛋白質：3g

材料：

1/2 杯　無顆粒杏仁醬

1 湯匙　蜂蜜，加熱

1 湯匙　椰子油，融化

40 克　優質黑巧克力

少量　海鹽

料理方法：

1. 使用手持電動攪拌棒或攪拌機將杏仁醬、蜂蜜及椰子油充分混合成光滑的糊狀物。

2. 融化巧克力，然後將一半的量分別倒入十個矽膠／鐵質烤杯中，放入冰凍庫 5 至 10 分鐘，或直到巧克力凝固為止。

3. 均勻的杏仁醬混合物倒入杯子中，用手指或湯匙將每一個的表面都弄平（先弄濕手指較好操作）。

4. 接下來，將剩餘的巧克力倒入每個杯子中，拿起杯子旋轉一下直到巧克力完全覆蓋所有杏仁醬混合物。

5. 立即在上面撒上海鹽，然後放入冰箱冷凍庫 30 分鐘直到內容物變硬，即可食用。

6. 沒有吃完的黑巧克力杏仁杯可存放在冷藏或冰凍庫中。

香草開心果蛋白松露

營養成分（每 1/10 食譜）

卡路里：100　　　　總碳水化合物：15g

總脂肪：4g　　　　　蛋白質：6 克

材料：

2/3 杯　燕麥粉（或可混入一些燕麥片）

1/2 杯　香草乳清蛋白粉

1/4 杯　無糖的杏仁露，燕麥露，或一般牛奶

2 湯匙　椰子粉

2 湯匙　楓糖漿或蜂蜜

1/2 茶匙　香草精

60 克（約 ¼ 條）優質黑巧克力

5 顆　開心果（或 1/2 湯匙），切碎

料理方法：

1. 將燕麥粉，高蛋白粉，牛奶，椰子粉，楓糖漿和香草精放在一個碗中。

2. 將材料充分混合到沒有剩餘的團塊為止，然後用手將它們滾成十個圓球。放在蠟紙上，然後在冰箱中冷卻至少 30 至 60 分鐘。

3. 麵團冷卻時，將巧克力隔水加熱或放在微波爐上融化，注意不要燒焦。

4. 從冰箱中取出麵團，然後一次將巧克力包裹在軟松露外層，然後撒上開心果，再用手指將碎開心果粒按入巧克力中。

5. 放回冰箱中冷藏一小段間，即可食用！

健康飲食

無麵粉健康餅乾

營養成分（每 1/10 食譜）

卡路里：52　　　　　總碳水化合物：9.5g

總脂肪：1g　　　　　蛋白質：1 克

材料：

1 個　大的熟香蕉

1 杯　傳統燕麥片

1 茶匙　肉桂粉

2 湯匙　巧克力片，櫻桃乾，或其他水果乾

1 湯匙　核桃，切碎（選配）

料理方法：

1. 將烤箱加熱到華氏 350 度。

2. 烤箱正在加熱時，將香蕉搗碎和燕麥拌在一起，確認不要有任何香蕉塊，每塊燕麥也被充分與香蕉混合（由於此食譜不使用任何液體，因此需要特別注意這個攪拌的動作，如此才不會在烘烤後一口就咬到乾的燕麥）。

3. 將肉桂粉，巧克力片和核桃仁放到香蕉團中充份混合。拿起冰淇淋勺或大湯匙，做十個微型餅乾，並放到塗抹過油脂的餅乾墊或烘焙紙上。

4. 放入烤箱中，烘烤約 20 分鐘，或直到其外部變成棕色為止。

5. 趁熱食用。

漿果糕

營養成分（每 1/10 食譜）

卡路里：270	總碳水化合物：43g
總脂肪：9g	蛋白質：6g

材料：

1 1/2 杯　新鮮或冷凍莓果，例如藍莓，覆盆子，黑莓，或紫藍莓（或混合莓果）

1/2 茶匙　增稠用的玉米粉，馬鈴薯粉或木薯粉

1/3 杯　傳統燕麥片

2 湯匙　椰子糖

2 湯匙　全麥麵粉或燕麥粉

1 茶匙　肉桂粉

少量　海鹽

2 湯匙　扁桃仁露，燕麥露或普通牛奶

1 湯匙　椰子油，融化

料理方法：

1. 將烤箱加熱到華氏 350 度。

2. 將莓果和玉米澱粉混合放在一個中碗裡混合。

3. 用一個單獨的碗，將燕麥片，椰子糖，全麥麵粉，肉桂粉和鹽混合在一起。

4. 扁桃仁露和椰子油倒入麵粉混合物中攪拌，使其形成鬆碎的混合物。

5. 將漿果混合物均勻地放在一人份小的陶瓷杯中，然後將燕麥混合物放在每個杯模上，然後放入烤箱。

6. 烘烤約 25 到 30 分鐘，或直到其頂部變成棕褐色，此時漿果開始在外側起泡。

7. 讓它稍微冷卻一下，然後趁熱食用。上面放一勺冰淇淋或優格更是分外的享受！

健康飲食

致謝

衷心感謝你，一生中出現在我身邊所有出色的人。

布萊恩，謝謝你鼓勵我，無論如何都相信我。我的父母，感謝你們向我灌輸終身學習的熱情，放手讓我旅行，並讓我走自己的路，即使這過程並不容易。我的哥哥，總是跟我搗蛋，不讓我長大，想 我成柔弱的懦夫。我的姐姐，年輕時就向我展示了女人可以變得聰明又有能力，並且總是讓我發笑。

艾咪 米歇爾（Amy Mitchell），感謝你所有的鼓勵，並一直推著我走出舒適區。

我的毛小孩，火箭和魚竿，感謝你們一直陪伴我，而且老是讓我笑開懷。

感謝所有我成長中的老師，鼓勵我寫作。

感謝所有與我一起走向健身之旅的訓練員和教練，你們向我展示了一切可能性。

感謝 12 Minute Athlete 社群裡的每一位，尤其是從一開始就加入的朋友們。你們實在太棒了。

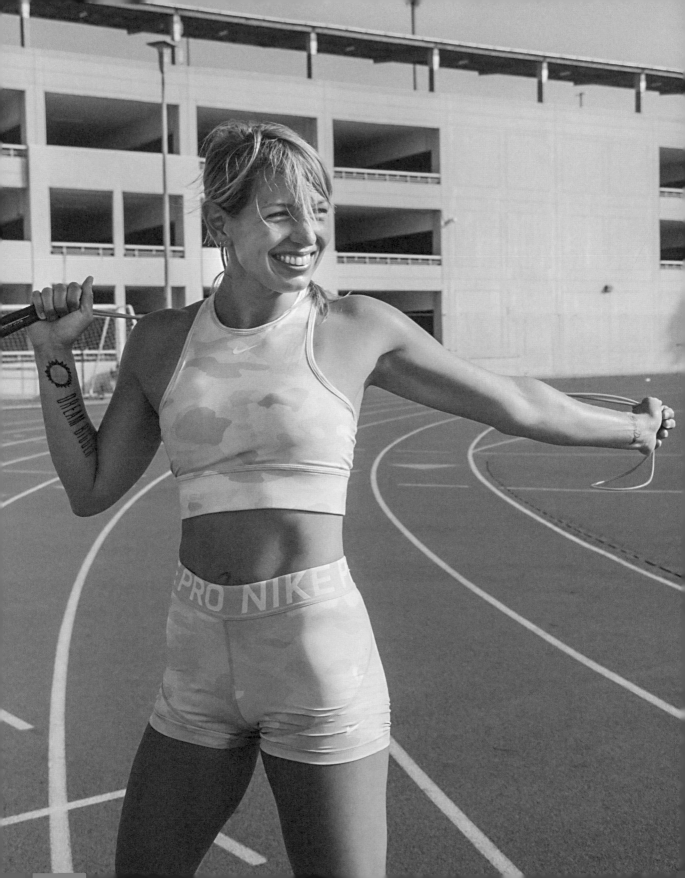

關於作者

克莉斯塔・史崔克 KRISTA STRYKER 是 NSCA 認證的私人教練,也是高強度間歇訓練(HIIT)和自體重量健身的頂尖專家。她利用 12 Minute Athlete 部落格和健身應用程式(App)幫助過成千上萬的人開發了他們的運動潛力。

克莉斯塔在一個超級運動家庭中長大,她參加團隊運動,但覺得在有運動基因的家人中她是唯一的例外。直到上大學,她從未做過伏地挺身,當時她的哥哥,稱她是「義大利麵手」,並向她發出挑戰。當她第一次為伏地挺身掙扎時,意識到自己的努力和專注,從此她相信自己也是能運動的人。

幾年之內,她取得了私人教練的證照,開始在紐約一家知名的健身房擔任教練,長時間的工作中,她努力地嘗試了各類型健身計劃,包括跑步,有氧運動,舉重訓練,專項的運動訓練和交叉訓練等,但長期在過度訓練、受傷和疲憊中循環,卻沒有達到一些想要的結果,至到她在高強度間歇訓練發現了極有說服力的效果,一切就隨著改變了。

克莉斯塔開發了一套訓練系統,可以在很小的空間,用很少的設備,而且是最短的時間內完成訓練。最棒的是,她用這套方法及課表實際為她的客戶服務,並在他們身上看到成效。克莉斯塔也在很短的時間,利用她的這套訓練法完成她從未想到能完成的動作,例如引體向上,倒立和在六分鐘之內做 100 個波比跳。

從「義大利麵手」到伏地挺身,克莉斯塔是「人人生來都是運動員」最生動的證明。除了她的 NSCA-CPT 執照之外,她還獲得了國際壺鈴培訓教練認證、以色

列近身格鬥術的黃帶、世界健美體操組織認證、並且是精準營養認證的教練。她的作品曾在《紐約時報》，《華盛頓郵報》，Bodybuilding.com 和 ESPN 上發表過。

克莉斯塔旅居在世界各地，包括阿姆斯特丹，紐約市和舊金山。她目前與丈夫布萊恩（Brian）、她的小狗 - 火箭、還有她的小貓 - 魚竿一起住在加州的威尼斯海灘（Venice Beach）。當她放下健身相關的事情時，她總在閱讀一本好書、參加音樂節或是環遊世界。

你可以在 12minuteathlete.com 網站上找到有關克莉斯塔及她的更多信息。中譯《12 分鐘速效訓練指南》是她的第一本書

下載這個軟件！

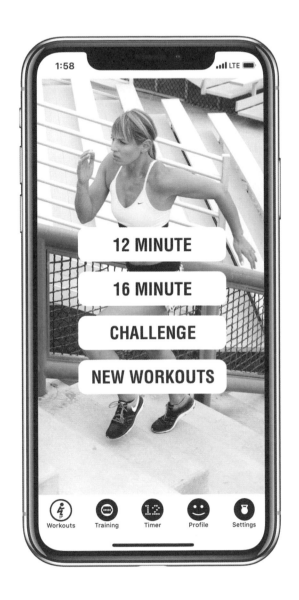

現在，你已經了解健身的基礎知識，你也可以使用 12 Minute Athlete HIIT 應用程式持續鞭策自己的健身水準。在 Google Play 和 App Store 查詢 12minuteathlete.com/app